Sherief Abd-Elsalam

Factores de risco do carcinoma hepatocelular

Sherief Abd-Elsalam

Factores de risco do carcinoma hepatocelular

ScienciaScripts

Cover image: www.ingimage.com

This book is a translation from the original published under ISBN 978-3-659-85010-3.

Publisher:
Sciencia Scripts
is a trademark of
Dodo Books Indian Ocean Ltd. and OmniScriptum S.R.L publishing group

120 High Road, East Finchley, London, N2 9ED, United Kingdom
Str. Armeneasca 28/1, office 1, Chisinau MD-2012, Republic of Moldova, Europe
Printed at: see last page
ISBN: 978-620-8-31879-6

Índice

Carcinoma hepatocelular

Definição e nomes de doenças:

Definição:

O carcinoma hepatocelular (CHC) é um tumor maligno primário (cancro) do fígado ***(Kumar et al., 2003)*** e é o tumor sólido primário mais frequente do fígado ***(França et al., 2004)***.

O CHC é um tumor epitelial que resulta da transformação maligna do hepatócito ***(Fallon, 2004).***

Além disso, é definido por ***Di Bisceglie (2004)*** como um tumor maligno dos hepatócitos.

Nomes de doenças e sinónimos:

- Carcinoma hepatocelular (CHC).
- Hepatoma.
- Carcinoma primário de células hepáticas.
- Cancro do fígado. ***(Kumar et al., 2003)***
- Hepatocarcinoma. ***(Ling et al., 2005)***

Epidemiologia do carcinoma hepatocelular:

O cancro primário do fígado é o quinto cancro mais comum em todo o mundo e a terceira causa mais comum de mortalidade por cancro ***(Parkin, 2001)***.

A nível mundial, mais de 560 000 pessoas desenvolvem cancro do fígado todos os anos e um número quase igual de 550 000 morre dessa doença. No entanto, o peso do cancro do fígado não está distribuído uniformemente por todo o mundo (Fig.1).

A incidência do CHC varia consideravelmente consoante a área geográfica devido a diferenças nos principais factores causais ***(Michielsen et al., 2005).***

Por exemplo, as taxas de incidência entre os homens da África subsariana e da Ásia podem ser 20 vezes superiores às dos homens dos Estados Unidos ***(Ulmer, 2000).***

As áreas geográficas de maior risco situam-se na Ásia Oriental, com taxas de incidência ajustadas à idade (AAIR) que variam entre 27,6 e 36,6 por 100.000 homens, na África Central (AAIR 20,8-31,1 / 100.000) e em alguns países da África Ocidental (30-48 / 100.000). As áreas geográficas com menor risco são o Norte da Europa, a Austrália, a Nova Zelândia e as populações caucasianas da América do Norte e da América Latina (AAIR 1,5-3,0). No sul da Europa, o AAIR é de cerca de 10 por 100.000 ***(Michielsen et al., 2005).***

Muitos países asiáticos de alta taxa de incidência vacinam atualmente todos os recém-nascidos contra o VHB e o efeito sobre as taxas de CHC já se tornou evidente. Em Taiwan, onde a vacinação nacional de recém-nascidos começou em 1984, as taxas de CHC entre crianças de 6-14 anos diminuíram significativamente de (0,70/100.000) em 1981-1986 para (0,36/100.000) em 1990-1994 ***(Chang MH, et al., 1997)***.

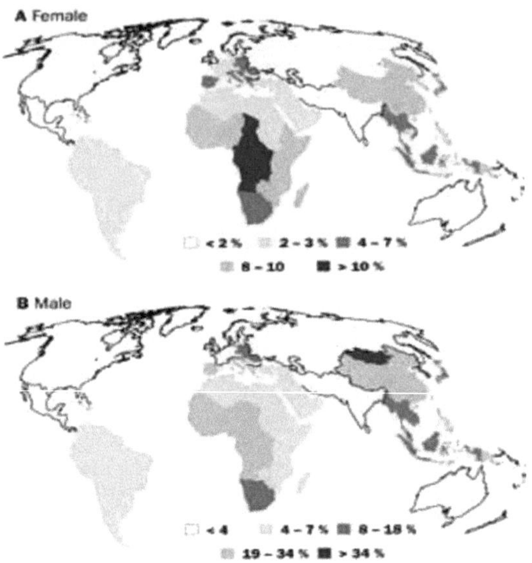

Figura (1): Epidemiologia global do CHC a nível mundial *(Chang MH, et al., 1997)*

Carcinoma hepatocelular no Egito:

No Egito, o CHC é o segundo tumor maligno mais comum, depois do cancro da bexiga nos homens e do cancro da mama nas mulheres ***(Abdel-Gafar et al., 2002).***

No Egito, o CHC representava cerca de 4,7% dos doentes com doença hepática crónica (DLC) ***(El-Zayadi et al., 2001)***. Recentemente, porém, verificou-se um aumento notável da proporção de CHC entre os doentes com doença hepática crónica de 4,0% para 7,2% durante a última década, com um aumento de quase duas vezes da proporção de CHC entre os doentes com doença hepática crónica no Egito ***(El-Zayadi et al., 2005)***. Este aumento da proporção pode ser explicado pelo aumento dos factores de risco, como o aparecimento do VHC durante o mesmo período, a contribuição da infeção pelo VHB, a melhoria dos programas de rastreio e dos instrumentos de diagnóstico do CHC ***(El-Serag, 2001)***.

A distribuição etária dos doentes com CHC revelou que a idade mais predominante é (40-59) anos ***(El-Zayadi et al., 2005)***.

Antes da introdução da vacina contra o VHB, a infeção crónica pelo VHB era geralmente elevada, sendo os países em desenvolvimento os mais afectados ***(Hablas A, et al., 2007).*** Consequentemente, o VHB era o fator etiológico dominante no desenvolvimento do CHC. Mais recentemente, o VHC começou a eclipsar o VHB em termos de incidência em muitos países da América do Norte, Europa e Médio Oriente ***(Shepard CW, et al., 2005)***. As taxas de HCV no Egito estão entre as mais elevadas do mundo, com uma taxa de prevalência de até 20% ***(Arafa N, et al., 2005 e EL-Gaafary MM, et al., 2005)***. Embora tenha sido implementado com sucesso um programa de vacinação contra o VHB, com uma cobertura infantil estimada em 95%-100%, a maioria das pessoas nascidas há 20 anos ou antes no Egito não foi vacinada ***(Hablas A, et al., 2007).***

Em quase todas as populações, os homens têm taxas de cancro do fígado mais elevadas do que as mulheres, com rácios entre homens e mulheres que variam geralmente entre 2:1 e 4:1 ***(El- Serag HB, et al., 2009).***

No Egito, ***Hablas A, et al. (2007)***, no seu estudo sobre 1186 casos diagnosticados de CHC na província de Gharbia, mostraram que a taxa de incidência global de CHC ajustada à idade em Gharbia é de (10,6/100 000) e que os homens no Egito apresentam taxas de incidência 4,3 vezes superiores às das mulheres. A maioria dos casos (96,5%) tinha idade igual ou superior a 40 anos.

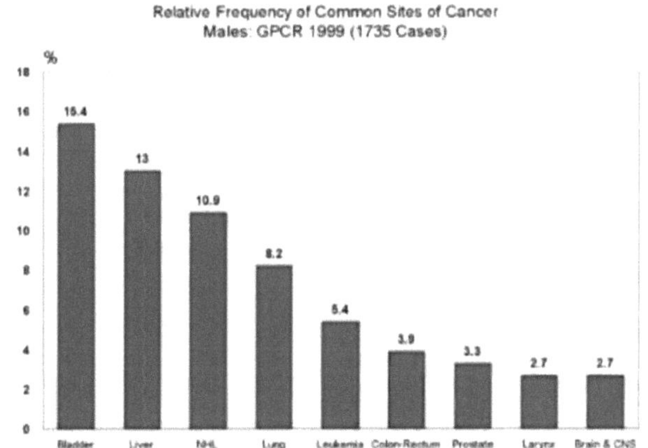

Figure 2: Relative frequency of common sites of cancer in males acc. To GPCR (Registo do Cancro baseado na população da Gâmbia).

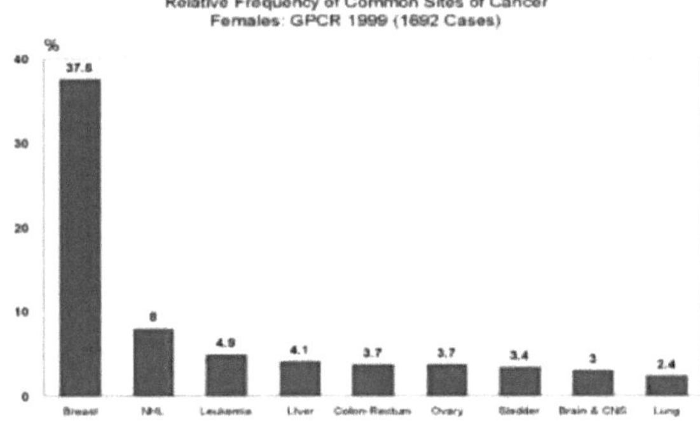

Figura 3: Frequência relativa de locais comuns de cancro em mulheres, de acordo com o GPCR (Registo de Cancro baseado na população de Gharbia).

Factores de risco importantes do carcinoma hepatocelular:

1 - Infeção pelo vírus da hepatite B:

Globalmente, o VHB é a causa subjacente mais frequente do CHC, estimando-se que existam 300 milhões de pessoas infectadas cronicamente em todo o mundo. 70-90% do CHC relacionado com o VHB desenvolve-se num contexto de cirrose. O ADN do VHB encontra-se no genoma do hospedeiro, tanto nas células hepáticas infectadas como nas malignas ***(White DL, et al., 2009).***

Num estudo realizado por ***EL-Zayadi A, et al. (2005)*** em 1328 pacientes egípcios com CHC, verificou-se que houve um declínio significativo do HBsAg de 38,6% para 20,5%. Estas estatísticas colocam o Egito entre os países de prevalência intermédia do VHB.

2 - Infeção pelo vírus da hepatite C:

A infeção crónica pelo VHC é um importante fator de risco para o desenvolvimento do CHC. Atualmente, a infeção pelo VHC é responsável por 75-80% dos casos de CHC no Japão ***(Omata M, et al., 2005)***. O VHC aumenta o risco de CHC ao promover a fibrose e, eventualmente, a cirrose. Uma vez estabelecida a cirrose relacionada com o VHC, o CHC desenvolve-se a uma taxa anual de 1-4%, embora tenham sido registadas taxas de até 7% no Japão ***(White DL, et al., 2009)***.

Investigações recentes no Egito mostraram a importância crescente da infeção pelo VHC na etiologia do cancro do fígado, estimada em 40-50% dos casos, e a influência decrescente da infeção pelo VHB e VHB/VHC (25% e 15%, respetivamente) ***(Hablas A, et al.2007)***.

O Egito desenvolveu as taxas mais elevadas do mundo de infeção por HCV num curto período de tempo, em grande parte devido a uma campanha maciça de saúde pública. A grande maioria das infecções entre indivíduos com 30 anos ou mais pode ser explicada pela terapia parentérica anti-esquistossomótica (PAT) e outras exposições iatrogénicas ***(Strickland GT, 2006)***. A campanha anti-esquistossomose estendeu-se dos anos 1950 aos anos 1980, com o pico de transmissão a ocorrer provavelmente durante os anos 1960 e 1970. Em 1982, foi introduzido o Praziquantel, um tratamento oral para a esquistossomose, e a utilização de PAT diminuiu ***(Frank C, et al., 2000 & Strickland GT, 2006)***.Com as infecções iatrogénicas quase eliminadas, a transmissão pessoa a pessoa é atualmente a via dominante. Taxas mais elevadas de infeção pelo VHC devem manifestar-se como taxas mais elevadas de CHC.

3-Cirrose:

A cirrose é o fator de risco mais importante para o CHC ***(Akriviadis E et al., 1998)***. Está subjacente ao CHC em mais de 80% dos casos. A incidência anual de CHC em pacientes com cirrose varia de 3% a 5% ***(Cottone M et al., 1994)***. Em África e na Ásia, a causa da cirrose hepática subjacente pode estar relacionada com a exposição ao VHB ou ao VHC, enquanto nos Estados Unidos a cirrose está mais frequentemente relacionada com o abuso de álcool ***(Aguayo A e Patt YZ, 2002)***. Entre os pacientes com cirrose causada por hepatite viral, a cirrose relacionada com o VHC parece apresentar um risco mais elevado de CHC do que a cirrose relacionada com o VHB *(Kew MC, 1998)*.

4-Alcool:

O consumo excessivo de álcool, definido como a ingestão de >50-70g/dia durante períodos prolongados, é um fator de risco bem estabelecido para o CHC. Embora o consumo excessivo esteja fortemente associado ao desenvolvimento de cirrose, existem poucas provas de um efeito carcinogénico direto do álcool. Existem também provas de um efeito sinérgico da ingestão excessiva de álcool com o VHC ou o VHB, com estes factores a funcionarem presumivelmente em conjunto para aumentar o risco de CHC ao promoverem mais ativamente a cirrose ***(White DL, et al., 2009)***.

5-Aflatoxina:

A aflatoxina B1 (AFB1) é uma micotoxina produzida pelo fungo Aspergillus. Este fungo cresce facilmente em alimentos como o milho e os amendoins armazenados em condições quentes e húmidas. Experiências com animais demonstraram que a AFB1 é um poderoso hepatocarcinogéneo, o que levou a Agência Internacional de Investigação do Cancro (IARC) a classificá-la como cancerígena ***(IARC Monographs, 1987)***.

Uma vez ingerida, a AFB1 é metabolizada num intermediário ativo que se pode ligar ao ADN e causar danos, incluindo a produção de uma mutação caraterística no gene supressor de tumores p53 (Garner RC, et al., 1972). Esta mutação foi observada em 30-60% dos tumores HCC em áreas endémicas de aflatoxinas ***(Turner PC, et al., 2002)***.

6-Doença hepática gorda não alcoólica (NAFLD)&Esteatohepatite não alcoólica (NASH):

A esteatose parece ser uma doença benigna, mas a esteato-hepatite é progressiva ***(Erickson SK, 2008)***. Essencialmente, todos os indivíduos com obesidade mórbida têm NAFLD e cerca de 25-50% apresentam esteato-hepatite. Nos doentes com EHNA, cerca de 20% evoluem para cirrose e uma pequena percentagem destes evolui para carcinoma hepatocelular. Aproximadamente 10% dos indivíduos com EHNA morrerão de doenças relacionadas com o fígado ***(Falck YY, et al., 2001)***. A EHNA é comum na diabetes tipo 2 e tem uma prevalência de 60%. Os indivíduos com resistência à insulina são susceptíveis ao desenvolvimento de esteatose e à sua progressão para EHNA ***(Chitturi S & George J, 2003)***.

7-Diabetes mellitus:

Os dados disponíveis sugerem que a diabetes é um fator de risco moderadamente forte para o CHC ***(Hampel H, et al., 2006)***. No entanto, é necessária investigação adicional para examinar mais pormenorizadamente a forma como é mediado qualquer risco excessivo transmitido pela diabetes.

8-Obesidade:

O efeito da obesidade no risco de CHC foi examinado em vários estudos de coorte. Num grande estudo de coorte prospetivo de mais de 900.000 indivíduos de todos os Estados Unidos, seguidos durante um período de 16 anos, as taxas de mortalidade por cancro do fígado foram cinco vezes mais elevadas entre os homens com o maior IMC de base (35-40) em comparação com os que tinham um IMC normal ***(Calle EE, et al., 2003)***.

9-Contraceptivos orais:

A utilização de contraceptivos orais também resultou num aumento do risco de cancro maligno do fígado ***(Forman D, et al., 1983).***

10- O tabaco:

A relação entre o consumo de cigarros e o CHC foi analisada em mais de 50 estudos, tendo sido registados resultados positivos e negativos ***(Evans AA, et al., 2002)***.

El-Zayadi A, et al., 2002, referiram que os fumadores pesados acumulam ferro em excesso nos hepatócitos, o que induz fibrose e favorece o desenvolvimento de CHC.

Franceschi S, et al., 2006, no seu estudo, concluíram que o tabagismo não estava relacionado com o risco de CHC em geral, mas parecia aumentar o risco de CHC entre os portadores do vírus.

11- Ferro em excesso de carga:

Pensava-se que a transformação maligna ocorria apenas na presença de cirrose, mas nos últimos anos esta complicação foi notificada em alguns doentes sem cirrose. Esta observação sugere que o excesso de ferro livre nos tecidos pode ser cancerígeno, talvez através da geração de espécies reactivas de oxigénio mutagénicas ***(Kew, 2002)***.

12- Doença de Wilson:

A transformação maligna tem sido atribuída à cirrose, mas também pode resultar do stress oxidante secundário à acumulação de cobre no fígado ***(Kew, 2002)***.

13- Outros distúrbios metabólicos:

O CHC pode desenvolver-se em doentes com outras doenças metabólicas hereditárias complicadas por cirrose, como a deficiência de α-1 antitripsina e a tirosinemia hereditária de tipo 1 ***(Kew, 2002)***.

Patologia do carcinoma hepatocelular:

Aspeto bruto:

A maioria dos carcinomas hepatocelulares surge em fígados cirróticos e envolve mais frequentemente o lobo direito. Os tumores são tipicamente moles, de cor variável entre cinzento-verde-amarelado e castanho-claro, ocasionalmente corados com bílis e contêm frequentemente focos de hemorragia ou necrose. Os tumores podem ser únicos ou múltiplos e variam de menos de 1 cm a mais de 30 cm de diâmetro, com uma tendência para tamanhos maiores quando envolvem fígados não cirróticos ***(Trevisani F, et al, 1993)***.

O aspeto macroscópico do CHC está geralmente correlacionado com o aspeto radiográfico. Além disso, existem variações geográficas nos padrões macroscópicos do CHC. O padrão macroscópico também pode ser influenciado pelo momento da deteção e do exame ***(Craig, 2003)***.

Existem três padrões de crescimento do CHC:

1. Variedade nodular: representa cerca de 75% do CHC e coexiste geralmente com a cirrose. Caracteriza-se por numerosos nódulos redondos ou irregulares de vários tamanhos espalhados pelo fígado, alguns dos quais são confluentes.

2. Tipo maciço: é mais comum em doentes mais jovens com um fígado não cirrótico. Caracteriza-se por uma grande massa circunscrita, frequentemente com pequenos nódulos satélites. Este tipo de tumor é mais suscetível de rutura.

3. Variedade difusamente infiltrativa: é rara, neste tipo, uma grande parte do fígado está infiltrada homogeneamente por nódulos tumorais minúsculos indistintos, que podem ser difíceis de distinguir dos nódulos regeneradores da cirrose que estão quase invariavelmente presentes ***(Kew, 2002)***.

Em geral: o CHC pequeno (menos de 2 cm de diâmetro) é nodular ou indistinto. O CHC grande geralmente apresenta vários padrões de crescimento, incluindo maciço (frequentemente sem cirrose), nodular (único ou múltiplo), difuso e encapsulado ***(Craig, 2003)***.

Nas variedades nodular e maciça, o tecido tumoral é geralmente mole e sobressai acima da superfície de corte do fígado, sendo comuns áreas de necrose e hemorragia. Os tumores bem diferenciados são castanhos claros, enquanto os tumores anaplásicos são branco-amarelados ou cinzentos, a produção de bílis pode causar uma descoloração castanho-esverdeada do tumor, a veia porta e os seus ramos são infiltrados pelo tumor em até 70% dos casos; as veias hepáticas e os canais biliares são invadidos com menos frequência ***(Kew, 2002).***

Aspeto microscópico:

O tumor é constituído por trabéculas de células malignas que se assemelham a hepatócitos, as células segregam por vezes bílis e contêm glicogénio. Não existe estroma extracelular. As células tumorais revestem os espaços sanguíneos e são geralmente mais pequenas do que as células hepáticas normais, poligonais com citoplasma granular, podendo ocasionalmente ser encontradas células gigantes atípicas. O citoplasma: é eosinofílico, tornando-se basófilo com o aumento da malignidade. Os núcleos: são hipercromáticos e variam em tamanho. Os centros: dos tumores são frequentemente necróticos.

Linfático peri-portal: o envolvimento com células malignas é uma caraterística precoce.

As inclusões globulares PAS positivas e resistentes à diástase são encontradas em cerca de 15%, normalmente nos doentes com níveis elevados de α-fetoproteína. Podem representar glicoproteínas produzidas pelos hepatócitos ***(Sherlock e Dooley, 2002).***

Microscopia eletrónica: a hialina citoplasmática está descrita em células humanas de CHC ***(Keeley et al., 1972)***. As inclusões citoplasmáticas são corpos filamentosos e também ***vacúolos*** autofágicos ***(Sherlock e Dooley, 2002)***.

Histopatologia: A histopatologia do CHC varia consoante as combinações dos seguintes aspectos:

- O padrão estrutural (trabecular, pseudo-glandular, sólido (compacto ou escirroso).
- Diferenças no grau de diferenciação celular (bem, moderadamente ou mal diferenciado).
- Caraterísticas citológicas (tipo de célula hepática, tipo de célula clara, tipo de célula pleomórfica, tipo de célula fusiforme, produção de bílis, alterações gordas, citoplasma hialino (grânulos de α-fetoproteína), etc. ***(Kojiro e Nakashimo, 1987)***.

De acordo com o grau de diferenciação:

O CHC é classificado em:

- Bem diferenciado.
- Moderadamente diferenciado.
- Formas indiferenciadas (pleomórficas).

Na variedade trabecular, os hepatócitos crescem em placas anastomosantes irregulares separadas por sinusóides revestidos por células planas semelhantes às células de Kupffer. Os trabeculares assemelham-se aos do fígado adulto normal.

Na variedade acinar está presente uma variedade de estruturas semelhantes a glândulas, compostas por camadas de hepatócitos malignos que rodeiam o lúmen de um canalículo biliar, que pode conter bílis inspirada. As células individuais podem ser mais alongadas e cilíndricas do que na variedade trabecular.

Na variedade sólida, as células são normalmente pequenas, variam consideravelmente de forma e, ocasionalmente, estão presentes células gigantes multinucleadas pleomórficas. O tumor cresce em massas sólidas ou ninhos de células; a necrose isquémica central é comum nos tumores maiores.

Na variedade escamosa, os hepatócitos malignos crescem em feixes estreitos separados por um estroma fibroso abundante. Ocasionalmente, estão presentes estruturas semelhantes a ductos; na maioria dos tumores, as células assemelham-se a hepatócitos.

Na variedade de células claras, os hepatócitos malignos são exclusivamente células claras. Mais frequentemente, os tumores contêm áreas de células claras. Esta aparência resulta de um elevado teor de glicogénio, embora em alguns casos a gordura seja a causa.

De aspeto indiferenciado: As células são pleomórficas, variando muito em tamanho e forma, os núcleos são extremamente variáveis, estando presente um grande número de células gigantes de aspeto bizarro.

As células podem ter forma fusiforme, assemelhando-se às do sarcoma. Estruturas hialinas globulares podem ser observadas em todos os tipos de CHC. Estas reflectem a presença de α-fetoproteína, a1-antitripsina ou outras proteínas, estando ocasionalmente presente a hialina de Mallory ***(Kew, 2002)***.

Disseminação do tumor:

- Intra-hepática: as metástases no fígado podem ser múltiplas ou num só lobo. A propagação faz-se através dos vasos sanguíneos.

→ permeação linfática

→ infiltração direta ***(Sherlock e Dooley, 2002).***

- Extra-hepáticos: presentes em 40% a 57% dos pacientes com CHC. São mais comuns (~ 70%) em pacientes sem cirrose coexistente do que naqueles com cirrose (~ 30%). Os locais mais comuns são os pulmões (até 50%) e os gânglios linfáticos regionais (~20%) ***(Kew, 2002)*** e os ossos ***(Craig, 2003).***

A histologia das metástases:

O tumor secundário reproduz a estrutura do primário, chegando mesmo a formar bílis. Por vezes, o tipo de célula diverge amplamente da bílis ou o glicogénio nas células de metástases sugere um primário hepático ***(Sherlock e Dooley, 2002)***.

Carcinoma hepatocelular fibrolamelar (CHC FL)

Definição:

Uma variante histológica distinta do CHC surge no fígado não cirrótico ***(Craig, 2003).***

Caraterísticas gerais:

- Ocorre normalmente em doentes jovens.
- Tem uma distribuição sexual igual.

- Não segrega α-fetoproteína.
- Não é causada por uma infeção crónica pelo vírus da hepatite B (VHB) ou C (VHC).
- Surge quase sempre num fígado não cirrótico ***(Kew, 2002)***.

Caraterísticas clínicas:

A maioria dos doentes tem sintomas ligeiros que são inespecíficos, atrasando a descoberta de 3 a 12 meses, sendo comuns a dor, a hepatomegalia e a massa no quadrante superior direito.

Marcadores tumorais:

A AFP está elevada em apenas 25 por cento dos doentes, mas a DCP sérica, a neurotensina sérica e a globulina de ligação à vitamina B12 estão aumentadas.

Aspeto radiográfico:

A ecografia revela uma ecogenicidade mista e uma cicatriz central hiperecogénica em 50% dos tumores com cicatriz, sendo a TC e a RM mais úteis do que a ecografia.

Diagnóstico diferencial:

A hiperplasia nodular focal assemelha-se ao CHC da FL, mas a biopsia por agulha é diagnóstica.

Patologia macroscópica:

- Grande massa geralmente no lobo esquerdo.
- Diâmetro médio 13-20 cm.
- Áreas de necrose semelhantes a quistos e tem um contorno abaulado, com uma cicatriz central ***(Craig, 2003)***.

Histopatologia:

Os hepatócitos são volumosos, profundamente eosinofílicos com estroma fibroso abundante, que separa as células em trabéculas ou nódulos. O citoplasma está repleto de mitocôndrias inchadas e, em metade dos tumores, contém corpos pálidos ou hialinos. Os núcleos são proeminentes e as mitoses são raras.

Terapia:

Frequentemente passível de tratamento cirúrgico, não responde, no entanto, à quimioterapia ***(Kew, 2002).***

Espalhar:

- Linfadenopatia
- Metástases pulmonares.
- Invasão direta de órgãos, implantação peritoneal.

Prognóstico:

Melhor sobrevivência aos 5 e 10 anos em comparação com o CHC ***(Craig, 2003).***

Apresentações clínicas do CHC:

O quadro clínico é muito variável ***(Sherlock e Dooley, 2002)***, e dramaticamente diferente em diferentes partes do mundo ***(Craig, 2003)***.

Dificuldades no reconhecimento clínico do CHC:

- O fígado é relativamente inacessível à mão que o examina.
- O tumor deve atingir um tamanho substancial antes de poder ser sentido ou invadir estruturas adjacentes.
- A reserva funcional do fígado faz com que os sinais de disfunção hepática só apareçam quando uma grande parte do órgão tiver sido substituída pelo tumor.
- A facilidade de reconhecimento do CHC é mais fácil em países com elevada prevalência do tumor, quando os clínicos estão atentos ao CHC, do que em países onde o CHC é raro.
- O CHC coexiste frequentemente com a cirrose, e o tumor pode não ser evidente na presença de cirrose avançada ***(Kew, 2002)***.

1-Assintomático:

A maioria dos casos de CHC surge no contexto de cirrose, pelo que a maioria dos achados será semelhante aos observados em doentes com cirrose avançada. Devido aos programas de rastreio para pacientes cirróticos, os tumores estão agora a ser detectados mesmo numa fase assintomática. Estes tumores tendem a ser mais pequenos (tão pequenos como 0,5 cm) e, por conseguinte, são mais susceptíveis a terapias potencialmente curativas, como a ressecção, o transplante e a ablação do tumor ***(Yuen MF, et al., 2000)***.

2-ClassicTriad:

A tríade clássica de apresentação do CHC, embora pouco frequente na prática clínica, inclui dor abdominal no quadrante superior direito, perda de peso e hepatomegalia. Os pacientes com esses sintomas geralmente têm um tumor maior que 6 cm no momento da apresentação. A dor é frequentemente descrita como uma dor surda e contínua que se intensifica tardiamente no decurso da doença. Isto ocorre devido ao envolvimento da cápsula de Glisson.

Pode sentir-se um nódulo duro e irregular no quadrante superior direito, contínuo com o fígado. Se o lobo esquerdo estiver envolvido, a massa é epigástrica. Por vezes, são palpáveis várias massas. A sensibilidade pode ser tão grave que o doente não tolera a palpação ***(Sherlock S e Dooley J, 2002)***.

3-Descompensação hepática:

Qualquer paciente com cirrose conhecida pode apresentar uma descompensação hepática aguda devido a um novo CHC. Estes pacientes podem desenvolver ascite de início recente, hemorragia varicosa (que pode ser recorrente), encefalopatia progressiva ou iterícia. Qualquer uma destas caraterísticas deve levantar a suspeita de um novo CHC no diagnóstico diferencial ***(Mehta G & Sass DA, 2009)***.

4-Hemorragia gastrointestinal:

Aproximadamente 10% dos pacientes com CHC apresentam algum tipo de hemorragia gastrointestinal no momento da apresentação. Cerca de 40% desses pacientes apresentam hemorragia de varizes esofágicas. Esta ocorre devido à trombose da veia porta provocada pela invasão direta do tumor, causando pressões portais elevadas. A úlcera péptica, a gastropatia hipertensiva portal e outras causas benignas representam os restantes 60% dos casos de hemorragia ***(Johnson PJ, 2000)***.

5-Rutura do tumor/Hemoperitoneu:

A apresentação clínica é a de dor abdominal intensa, colapso vascular e sinais de irritação peritoneal. Este tipo de apresentação ocorre em cerca de 5% dos casos. O diagnóstico é estabelecido por paracentese, que revelará ascite com coloração sanguinolenta. Os seguintes achados estão associados a um risco acrescido de rutura: um CHC de grandes dimensões, uma protrusão do contorno e trombose da veia porta ***(Kim HC, et al., 2008)***.

6-Síndromes paraneoplásicas:

Estas sequelas sistémicas resultam, direta ou indiretamente, da síntese e secreção de substâncias biologicamente activas pelo tumor. Há secreção de hormonas ou substâncias semelhantes a hormonas, que causam o efeito clínico nestes doentes. Os achados físicos destas condições paraneoplásicas devem levantar a suspeita clínica para evitar qualquer atraso no diagnóstico do CHC, uma vez que podem preceder os efeitos locais do tumor (Tabela 1). ***(Mehta G & Sass DA, 2009).***

Tabela (1) Síndromes Paraneoplásicas Associadas ao CHC *(Kew MS, 2002)*

J Iipoglicemia

Policitemia (eritrócitos îs)

J Iypencalceiiiia

Alterações sexuais; precocidade isossexual, ginecomastia, feminização

Hipertensão arterial sistémica

Síndrome da diarreia aquosa

Síndrome carcinoide

Osteoporose

J Osteoartropatia Iypeitrófica

Tirotoxicose

J Iypeioholesterolemia

Thr o mb o ph l e bi 11 s m ig r an s

Polimiosite

Neuropatia

Manifestações cutâneas; pitiríase rotunda. Sinal de Leser-Trelat, dermatomiosite, pênfigo foliáceo, porfiria cutânea tardia

Caraterísticas das metástases:

As metástases extra-hepáticas são observadas em 64% dos doentes com CHC - os pulmões, os gânglios linfáticos regionais, os rins, a medula óssea e as supra-renais são locais comuns de metástases de CHC, mas as metástases no cérebro e no crânio são extremamente raras ***(Tunc et al., 2004)***. Também podem aparecer metástases ósseas nas costelas e vértebras ***(Sherlock e Dooley, 2002).***

Diagnóstico de CHC:

1. Marcadores tumorais:

- Alfa-fetoproteína (AFP):

A AFP é uma glicoproteína com um peso molecular de 72 kDa. A principal função fisiológica da AFP parece ser a regulação dos ácidos gordos nas células hepáticas fetais e adultas em proliferação ***(Taketa K et al., 1990)***. Desde 1968, a AFP tem sido utilizada como marcador sérico do CHC humano ***(Alpert ME, et al., 1968)***. Como marcador, a AFP tem uma sensibilidade de 39-65%, uma especificidade de 76-94% e um valor preditivo positivo de 9-50% ***(Nguyen MH, et al., 2002)***. Além disso, a especificidade e a sensibilidade dependem inevitavelmente dos níveis de corte selecionados para o diagnóstico ***(Masuzaki R, et al., 2009)***.

A AFP é o marcador tumoral mais estabelecido no CHC e o padrão-ouro pelo qual são avaliados outros marcadores da doença ***(Lopez, 2005)***. O primeiro ensaio serológico para a deteção e o acompanhamento clínico de doentes com CHC foi a medição da AFP. Melhorias neste ensaio, incluindo o desenvolvimento de radioimunoensaios para a AFP, permitiram estudos sequenciais em doentes de alto risco e em doentes tratados com ressecção cirúrgica ou quimioterapia ***(Bartlett et al., 2005).***

Origem da alfa-fetoproteína:

É uma globulina alfa 1 produzida pelas células do fígado fetal e pelas células do saco vitelino e está normalmente presente em elevada concentração durante a gestação ***(Craig, 2003)***. O valor adulto de até 20ng/ml é atingido 10 semanas após o nascimento ***(Sherlock e Dooley, 2002)***.

Estrutura da alfa-fetoproteína sérica:

A AFP é uma glicoproteína de 72 KD constituída por 59/aminoácidos e 4% de resíduos de hidratos de carbono, codificada por um gene situado no cromossoma 4q11- q13 ***(Johnson, 2002).***

A AFP é uma glicoproteína, contendo 4% de hidratos de carbono como uma única cadeia bi-antenária, ligada por N à asparagina-23 2 da espinha dorsal da proteína ***(Yamashita et al., 1993)***.

A base química para a heterogeneidade da AFP está relacionada com o grau de fucosilação da cadeia de açúcar ligada à asparagina da AFP, que compreende cerca de 5% do peso molecular da sequência total conhecida da AFP. As diferentes afinidades da cadeia de hidratos de carbono para as lectinas, para além da simples focalização isoeléctrica (IEF), têm sido utilizadas na diferenciação da origem da PFA e da doença ***(Lopez, 2005).***

As glicoformas da AFP podem ser diferenciadas com base na sua afinidade de ligação à lectina ***(Taketa et al., 1990)***. Em 1990, Taketa et al. apresentaram um relatório sobre os perfis de reatividade à lectina da AFP no CHC e em condições relacionadas, e propuseram uma nomenclatura simples que numerava as principais bandas de AFP consecutivamente do nó a (1 = não reativo) para o cátodo como sufixo da letra inicial maiúscula da lectina.

De acordo com esta definição, o CHC foi caracterizado por um aumento de L3 (banda reactiva 3 da aglutinina culinaris do cristalino [LCA]) e P4/5 (bandas reactivas 4,5 da fito-heme aglutinina eritro aglutinante [E-PHA]) em comparação com doentes com doença hepática benigna ***(Lopez, 2005)***.

Atualmente, estão disponíveis comercialmente kits de ensaio que medem especificamente as glicoformas AFP-L3 e AFP-P4 ***(Taketa et al., 1993)***.

Estudos recentes demonstraram que a AFP monossialilada (AFP ms), que é uma isoforma hipossialilada da AFP, é específica do CHC. A AFP ms pode ser identificada e medida quantitativamente por eletroforese de isoelectrofocagem ou por ensaio de imunoabsorção de glicosilação.

A percentagem de AFP Ms (AFP ms%) em relação à AFP total pode ser utilizada como um marcador sérico para diferenciar os doentes com CHC com AFP total não diagnóstica dos doentes com doenças hepáticas crónicas ***(Poon et al., 2005)***.

Métodos de ensaio, normalização e valores de referência:

Atualmente, a AFP é medida por ensaios imunométricos de dois locais, utilizando anticorpos monoclonais e/ou policlonais, com resultados semelhantes aos do radioimunoensaio que os precedeu. A maioria dos ensaios comerciais são calibrados de acordo com a norma 72/225 da OMS e os resultados clínicos são comunicados em unidades de massa (µgZL) ou em KU/L da norma internacional 72/225, em que uma unidade internacional (UI) de AFP corresponde a 1,21 nanogramas. O limite superior de referência utilizado pela maioria dos centros é de 10-15 µgZL (8,3-12,4 KU/L) ***(Christiansen et al., 2001)***.

Condições associadas à PFA:

Uma AFP sérica < 10ng/ml é esperada em homens saudáveis e mulheres não grávidas ***(Lopez, 2005)***, e está normalmente presente em alta concentração durante a gestação. A sua presença em adultos está associada ao CHC, ao carcinoma metastático do fígado e a alguns outros tumores malignos, nomeadamente tumores de células germinativas, como o carcinoma embrionário do testículo ***(Craig, 2003)***.

Podem ocorrer aumentos e flutuações transitórios da AFP sérica na doença hepática crónica e na cirrose, especialmente durante as exacerbações da hepatite ***(Lopez, 2005).***

Elevações ligeiras a moderadas (20-400ng/mL) ocorrem na cirrose ***(Craig, 2003)***. Dois terços dos doentes com pequenos tumores assintomáticos terão uma AFP < 200ng/mL ***(Lopez, 2005)***, os valores podem ser muito elevados no hepatoblastoma (***Sherlock e Dooley, 2002)***.

Factores que influenciam os níveis séricos de AFP em doentes com CHC:

A grande maioria dos doentes de etnia chinesa e negra africana tem uma concentração sérica elevada (mais de 20ng/mL) e cerca de 75% têm um nível de diagnóstico (mais de 500ng/mL). Estas percentagens são mais baixas em populações com risco baixo ou intermédio de tumor e, consequentemente, a AFP é um marcador tumoral menos útil nestes grupos ***(Kew, 2002)***.

Foi relatado que a AFP é mais elevada no CHC resultante de doença hepática crónica viral do que na doença hepática alcoólica ***(Lee et al., 1991)***.

Não existe uma relação direta entre a AFP sérica e o tamanho do tumor ***(Lopez, 2005)***, no entanto, o tempo de duplicação da AFP está intimamente relacionado com o tempo de duplicação do tumor ***(Sherlock e Dooley, 2002)***. Os doentes mais jovens e os homens tendem a ter níveis mais elevados em comparação com os doentes mais velhos e as mulheres, respetivamente ***(Lopez, 2005).***

A sensibilidade e a especificidade da AFP para o CHC são altamente dependentes do valor de corte acima do qual a AFP é considerada positiva. Na literatura, têm sido utilizados valores entre 10 e 500 ng/mL como ponto de corte diagnóstico para a deteção de CHC. Embora o limiar de nível anormal para a AFP sérica seja frequentemente considerado como 20 ng/mL, o ponto de corte para a sugestão ou diagnóstico de CHC variou entre diferentes estudos, especialmente os mais antigos, por exemplo, 10,5 µgZL, 25µgZL, 50µgZL, 100 LigZl, 200µg/L, 400µg/L e 500µg/L, uma vez que a sensibilidade diminui com o aumento dos valores de corte, a especificidade aumenta ***(Lopez, 2005)***.

Papel da AFP no diagnóstico do carcinoma hepatocelular:

A AFP é um teste de diagnóstico útil para o CHC em doentes susceptíveis ***(Sharieff e Tevaarwerk, 2005)***. Cerca de 66-80% dos CHC estão associados a uma AFP acima do limite superior de referência (taxa de positividade).

A sensibilidade e a especificidade da AFP para o CHC dependem muito do valor de corte acima do qual a AFP é considerada positiva ***(Lopez, 2005)***.

A AFP deu sensibilidades para CHC de 79% e 52,6% nos pontos de corte de 20µgZL e 200µgZL, respetivamente, com especificidades correspondentes de 78% e 99,6% ***(Taketa, 1989)***, qualquer valor de AFP circulante acima de 10µgZL em doentes com doença hepática crónica deve ser considerado suspeito de CHC e levar a um seguimento adicional através de testes de lectina AFP-L3 (LCA) ou AFP-P4 (E-PHA) e imagiologia.

Os investigadores defendem um ponto de corte de 10µgZL em vez de 20µgZL para ter em conta as melhorias na imagiologia que resultaram na deteção de uma maior proporção de CHC. Quando a AFP é inferior a 20µgλL (no Japão, por exemplo, a percentagem de pacientes com CHC com níveis de AFP < 20µgZL na apresentação aumentou de 3,6 para 29% de 1978 a 1986 ***(Sawabu e Hattori, 1987)***.

De acordo com ***Ryder, 2003***, um nível > 400ng/ml é geralmente considerado como diagnóstico, a utilização da AFP como adjuvante no diagnóstico do CHC é recomendada pela Associação Europeia para o Estudo do Fígado (EASL) ***(Bruix et al., 2001)***, pela Sociedade Britânica de Gastroenterologia ***(Ryder, 2003)***, pelo Grupo Europeu de Marcadores Tumorais (EGTM) (1999) e pela National Comprehensive

Cancer Network (NCCN) (2004).

Um aumento da AFP ao longo do tempo, mesmo que o nível não atinja 400ng/ml, é praticamente um diagnóstico de CHC ***(Ryder, 2003)***.

Efeito da etnia na validade diagnóstica da AFP no CHC:

Existe uma variação étnica na validade da AFP entre os doentes egípcios e japoneses, tendo sido observada uma sensibilidade significativamente mais elevada da AFP nos egípcios em comparação com os japoneses para o diagnóstico de CHC (99% versus 67%) utilizando um ponto de corte da AFP de 10ng/ml ***(Gad et al., 2005)***.

Melhoria da especificidade diagnóstica da AFP utilizando glicofórmios:

Foram efectuadas várias tentativas para identificar uma glicoforma "específica do CHC", com o objetivo de melhorar a especificidade da AFP como teste de diagnóstico do CHC ***(Poon et al., 2002)***.

A AFP-L3 é altamente específica para o CHC, com uma especificidade registada de 100% (e uma sensibilidade de 73%) para a doença ***(Lopez, 2005)***.

A AFP-P4 apresentou uma sensibilidade superior de 80% e uma especificidade semelhante de 86% ***(Taketa et al., 2002)***. Tanto a concentração sérica como a percentagem de msAFP são potenciais marcadores de diagnóstico para CHC com AFP não diagnóstica ***(Poon et al., 2002)***.

AFP no prognóstico:

Um nível elevado de AFP no CHC é um fator de prognóstico adverso ***(Nomura et al., 1989)***. Os doentes com níveis elevados de AFP aquando do diagnóstico tendem a apresentar tumores de maiores dimensões, envolvimento bilobar, tipos maciços ou difusos e trombose da veia porta. As taxas de sobrevivência medianas com AFP normal ou moderadamente elevada foram significativamente mais longas do que com AFP acentuadamente elevada ***(Qin e Tang, 2002a)***.

AFP no controlo:

A utilização de determinações seriadas de AFP para monitorizar o tratamento do CHC é bem aceite em doentes com níveis aumentados de AFP antes da terapia.

Após a remoção completa do tumor, os níveis de AFP diminuem tipicamente com uma semi-vida de 3,5-4 dias ***(Tangkijvanich et al., 2000)***, enquanto a não normalização da AFP implica malignidade residual ou lesões hepáticas graves [a determinação da fração AFP-L3 pode ajudar a diferenciar estas duas condições]. No entanto, a normalização da AFP não indica necessariamente a eliminação completa da doença. Pode ocorrer recorrência após o transplante, mesmo quando a AFP está estável e dentro dos limites normais ***(Urabe et al., 1990)***.

As alterações nos níveis de AFP também reflectem a resposta do tumor, após a quimioterapia, sendo que os doentes que apresentam uma queda significativamente prolongada da AFP sobrevivem mais tempo do que os que apresentam níveis que aumentam lentamente *(McIntire et al., 1976)*. 75% dos doentes que receberam novas e eficazes terapias sistémicas combinadas **(Leung et al., 1999)** mostraram reduções dramáticas na AFP sérica, com os níveis a normalizarem completamente em alguns doentes. A doença progressiva foi detectada em doentes com aumento contínuo da AFP e tempos de duplicação entre 6,5 e 112 dias (média de 41 dias), correlacionando-se novamente com a sobrevivência ***(Johnson e Williams, 1980).***

Hiomarcadores	*Material hiológico*	*Nível de evidência*
Glipicano-3	Tecido Soro	Fase 1
Proteína de Golgi 73	Soro	Fase 1
pl6 Metilação	Soro	Fase I
Fator de crescimento do hepatócito humano	Soro	Fase I
Des-gama carboxi-protrombina	Soro	Fases 1 e 2
AFP-L3	Soro	Fases 1, 2 e 3
Ctoqueratina-19	Soro	Fase 1
90 K/MAC-2BP glicoproteína	Soro	Fase I
Fator de crescimento transformador-beta 1	Soro	Fase 1
Lipoproteína (a)	Soro	Fase I
Poliamina de ligação aos eritrócitos	Soro	Fase I
Antigénio específico do polipéptido tecidular	Soro	Fase 1
Proteína reactiva C	Soro	Fase I
Antigénio do carcinoma de células escamosas	Soro	Fases 1 e 2
Osteopontina	Plasma	Fase 1
anticorpos p53	Soro	Fase I
gene CD24	Tecido	Fase I
Atividade da telomerase	Tecido	Fase 1
Protimosina alfa	Tecido	Fase 1
Análise do ADN microssatélite	Tecido	Fase 1
Gene 1 associado ao CHC	Tecido	Fase I
Hepatoma-específico gama-glutamiltransferase	Tecido	Fase 1

Tabela (2): Biomarcadores Promissores para a Deteção do Carcinoma Hepatocelular de acordo com as

Fases de Desenvolvimento do Biomarcador. ***(Marrero JA, 2009).***

- Des-Gama Carboxi-Protrombina (DCP):

A DCP é uma proteína anormal da protrombina que é gerada como resultado de um defeito adquirido na carboxilação pós-tradução do precursor da protrombina em células hepáticas malignas. Um estudo de caso-controlo realizado num único centro mostrou que a DCP era mais sensível e específica do que a AFP total ***(Marrero JA, et al., 2003)***. As sensibilidades para a deteção de CHC variaram entre 23 e 57%, em comparação com 14 e 71% para a AFP. No maior estudo sobre a PCD, 734 doentes com cirrose foram seguidos durante uma média de 13 meses (intervalo 7-17 meses), durante os quais foi detectado CHC em 29 doentes. A sensibilidade e a especificidade do DCP na linha de base foram de 41% e 90% e de 40% e 62% para a AFP, respetivamente. Em termos globais, a AFP e o DCP tiveram a mesma sensibilidade, mas o DCP teve melhor especificidade. Estão em curso grandes estudos para avaliar o papel da DCP na deteção de CHC em fase inicial ***(Marrero JA, 2009)***.

Sugere-se que a DCP é o parâmetro clínico predisponente mais útil para o desenvolvimento de trombose da veia porta (PVT), e a monitorização dos níveis de DCP no soro pode ajudar na deteção precoce da PVT, o prognóstico dos doentes com CHC pode ser melhorado através da deteção precoce e do tratamento da PVT numa fase inicial ***(Mazid EL-hamd U, 2008).***

- Lens Culinaris Agglutinin Reactive Fraction of AFP (AFP- L3):

Para melhorar o desempenho da AFP como marcador sérico de CHC, foi investigado o papel das formas variantes da AFP. Foram estudadas três variantes diferentes de AFP, AFP-L1, AFP-L2 e AFP-L3. Cada variante tem uma cadeia de açúcar diferente com uma afinidade diferencial para lectinas, como a aglutinina de Lens culinaris. A AFP-L3 (AFP reactiva de Lens culinaris) é superior e mais específica para o CHC do que a AFP total ***(Taketa K, et al., 1990 e Johnson PJ, 2000)***. O ensaio para a AFP-L3 pode medir simultaneamente a AFP sérica total e a AFP-L3 e foi desenvolvido pela Wako Pure Chemical Industries, Hyogo, Japão ***(Yamagata Y, et al.,2003).***

A Food and Drug Administration (FDA) dos EUA aprovou recentemente a AFP-L3 como marcador de rastreio do CHC. A percentagem de AFP-L3 é calculada como um rácio entre a AFP-L3 e a AFP total. A investigação inicial demonstrou uma sensibilidade e especificidade de 55,3% e 93,9%, respetivamente, quando foi utilizado um valor de corte de 15% de AFP-L3. No entanto, um estudo mais recente que utilizou o mesmo valor de corte mostrou uma sensibilidade e especificidade de 96% e 92%, respetivamente ***(Khien VV, et al., 2001)***.

Outro estudo que utilizou valores de corte de 10% a 15% de AFP-L3 apresentou uma sensibilidade mais baixa (30,9-36,1%), mas uma especificidade comparável (93,4-99,5%) ***(Oka H, et al.,2001)***. No entanto, ainda não foi examinada a exatidão diagnóstica da AFP-L3 em comparação com a AFP total na diferenciação de doentes com cirrose e nódulos em regeneração de doentes com CHC. Curiosamente, vários estudos indicaram que a AFP-L3 pode ser um marcador prognóstico útil para o CHC e que valores percentuais mais elevados estão associados a tumores de grandes dimensões, CHC pouco diferenciado, invasão vascular e metástases ***(Khien VV, et al., 2001).***

Por conseguinte, parece que, devido à inconsistência dos seus dados de sensibilidade e especificidade para prever a ocorrência de CHC, a AFP-L3 continua a não ser fiável, apesar de ser mais específica do que a AFP total. A AFP-L3 pode não ser muito útil para a vigilância, embora possa revelar-se um marcador de prognóstico útil em doentes com CHC conhecido ***(Mohanty SR & Jensen DM, 2009).***

- Fator de crescimento dos hepatócitos humanos (HHGF):

O HHGF é um fator de crescimento que tem efeitos mitogénicos, anti-apoptóticos e anti-fibróticos, pelo que é importante na hepatocarcinogénese. Um estudo recente avaliou 70 pacientes com cirrose por VHC e 38 pacientes com CHC, com o objetivo de avaliar o papel do HHGF no cancro do fígado ***(Yamagami H, et al., 2001).*** No entanto, nos doentes com CHC, o HGF mostrou pouca localização nas células cancerígenas, mas foi observado em células mesenquimatosas infiltradas em regiões cancerígenas e não cancerígenas, talvez uma medida de disseminação metastática. Outro estudo avaliou o HHGF em 134 pacientes com doença relacionada com o VHC (62 tinham cirrose e 72 hepatite crónica) que foram seguidos durante 4 anos, 28 dos quais desenvolveram CHC ***(Yamagamim H, et al., 2002).*** O HGF humano teve uma sensibilidade e especificidade de 100 e 63%, respetivamente, no momento do diagnóstico de CHC. Estes resultados são preliminares e requerem um estudo mais aprofundado, mas a elevada sensibilidade é prometedora para que o HHGF seja um teste de vigilância ***(Marrero JA, 2009).***

- Antigénio do Carcinoma de Células Escamosas (SCCA):

O SSCA está fisiologicamente presente na pele, tendo sido detectado no tecido do CHC ***(Beneduce L, et al.,2005).*** O SCCA tem uma expressão mais forte no CHC do que no tecido peritumoral e também aumenta a capacidade de diagnóstico da PFA até 90% ***(Guido M, et al.,2008).*** Um total de 961 doentes, diagnosticados como LC (462) e CHC (499), foram inscritos para avaliar o desempenho do SSCA ***(Giannelli G, et al.,2007).*** O valor de corte do ACSC foi de 3,8 ng/ml, apresentando uma sensibilidade de 41,9% e uma especificidade de 82,6%. O SSCA foi complementar à AFP, melhorando a sensibilidade para 80%. Está em curso um grande estudo para investigar este marcador no CHC ***(Marrero JA, 2009).***

- Glypican-3 (GPC3):

O GPC3, um proteoglicano de sulfato de heparina ancorado na membrana plasmática, é um bom candidato a marcador de CHC, uma vez que é uma proteína oncofetal que se encontra sobre-expressa no CHC, tanto ao nível do ARNm como da proteína. A sua porção solúvel NH2-terminal (sGPC3) é clivada entre a Arg (358) e a ser (359) da GPC3 e a sGPC3 pode ser especificamente detectada no soro de doentes com CHC.

A GPC3 tecidular está especificamente sobre-expressa na maioria dos CHC, o que se reflecte na excelente especificidade do marcador sanguíneo. Foi demonstrado que a GPC3 sérica é significativamente mais elevada no CHC do que na cirrose hepática ou em controlos saudáveis ***(Lopez, 2005).***

Foi demonstrado que a determinação simultânea de GPC3 e AFP aumenta a sensibilidade do diagnóstico de CHC. Num outro estudo, embora a proteína GPC3 fosse positiva nos soros de apenas 40% (16/40) dos doentes com CHC, foi negativa nos soros de indivíduos com cirrose hepática, hepatite crónica e dadores saudáveis. Embora 12 dos 40 doentes com CHC fossem negativos tanto para a AFP como para a PIVKA-II, quatro destes eram positivos para a GPC3, pelo que a GPC3 é um novo marcador serológico para a deteção precoce do CHC ***(Lopez, 2005)***.

II. Diagnóstico radiológico do CHC:

II-1- Ultra-sons (US):

A ecografia é o exame de primeira escolha quando se suspeita de uma massa hepática focal, sendo relativamente barata e demorando apenas alguns minutos a realizar em mãos experientes. Podem ser identificadas lesões com apenas 1 cm de diâmetro. O padrão ultrassonográfico do CHC pode mostrar uma refletividade aumentada ou diminuída ou uma imagem de eco mista. A sensibilidade e a especificidade são elevadas. Os falsos positivos em cirróticos devem-se ao aumento da ecogenecidade em nódulos grandes. O método é adequado para o rastreio do desenvolvimento de CHC em doentes com cirrose ***(Sherlock S e Dooley J, 1997).***

Os achados ultra-sonográficos típicos do CHC de pequenas dimensões são o padrão em mosaico, a formação de septos, a sonolucência periférica (halo), a sombra lateral produzida pela pseudocápsula fibrótica e o realce posterior. O eco-realce posterior é produzido pela maciez do tumor em comparação com os tecidos cirróticos circundantes ***(Kudo, 1997).***

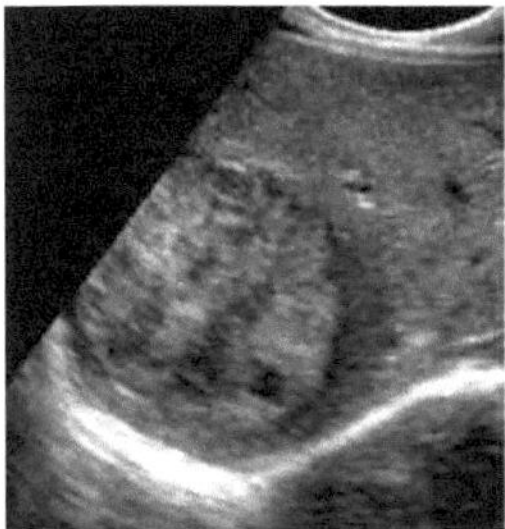

Figura (4): Imagem ultra-sonográfica mostrando lesão focal hepática

Nos CHC mais avançados, observam-se também trombos tumorais portais, invasão biliar e/ou invasão da veia hepática, o que indica fortemente o diagnóstico de CHC. A deteção de múltiplos nódulos é outro achado comum no CHC ***(Kudo, 1997)***.

2) US Doppler a cores:

Os achados típicos do Doppler a cores no CHC avançado são sinais aferentes de forma de onda pulsátil (PW), sinais intratumorais de PW associados a sinais intratumorais de forma de onda contínua (CW) e sinais eferentes de CW.

Em contraste, os achados típicos do CHC precoce são sinais CW aferentes, que reflectem um fluxo portal de alimentação, raramente associados a sinais PW *(Kudo, 1997)*.

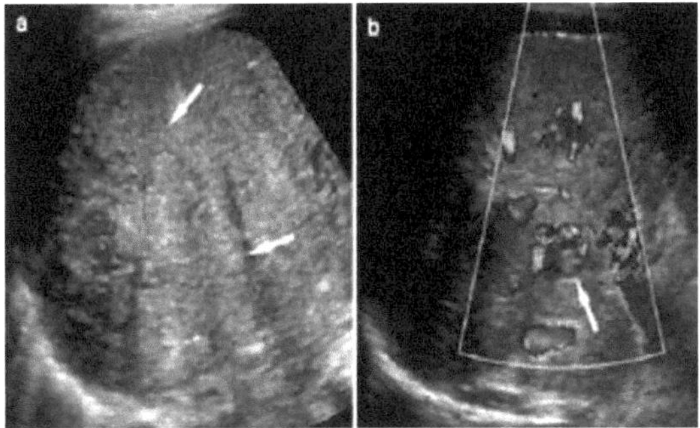

Fig. (5): CHC infiltrativo com trombose da veia porta direita num homem de 51 anos com hepatite C.(a) A imagem de US mostra uma área heterogénea mal definida (setas) no fígado.(b) A imagem de US com Doppler a cores mostra uma trombose na veia porta direita com fluxo pulsátil, representando trombose tumoral.

3) Power Doppler US:

O Power Doppler US é uma técnica recentemente desenvolvida para representar um sinal de fluxo baseado no fluxo sanguíneo, em contraste com o Doppler a cores convencional, que representa a velocidade do fluxo.

Por conseguinte, a US com Doppler de potência é muito sensível na representação do sinal de cor intratumoral, independentemente da velocidade ou da direção do fluxo sanguíneo *(Kudo, 1997)*.

4) Angiografia por ultra-sons:

A US Doppler com contraste dinâmico com infusão intra-arterial de microbolhas de CO2 e a US Doppler a cores com contraste intravenoso são aperfeiçoamentos recentes que, ao caracterizarem o fluxo arterial hepático e venoso portal em nódulos tumorais, facilitam o diagnóstico de nódulos hepáticos malignos e benignos *(Kew, 2002)*.

5) Doppler com contraste intravenoso:

Foi recentemente desenvolvido um agente de contraste US à base de galactose para injeção intravenosa. Esta técnica melhora a sensibilidade da deteção da vascularização no interior do nódulo e melhora a eficácia do diagnóstico diferencial através de imagens com Doppler a cores *(Kudo, 1997)*.

C) Tomografia computorizada (TC):

1) Tomografia computorizada convencional (TC):

A TAC mostra uma lesão hipodensa. Frequentemente, não consegue descrever o tamanho e o número de tumores, especialmente quando a cirrose está presente, o realce pelo contraste é essencial *(Sherlock e*

Dooley, 2002).

2) Espiral helicoidal (CT):

É uma técnica rápida que permite mostrar tanto a fase arterial hepática como a fase venosa portal. Detecta 17% das lesões com menos de 1 cm, 29% das lesões com 1-2 cm e 63% das lesões com mais de 2 cm de diâmetro ***(Sherlock e Dooley, 2002).***

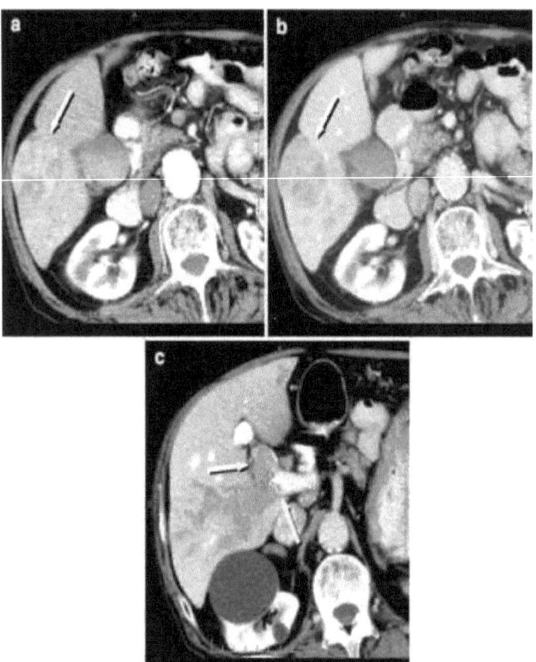

Figura (6): TC espiral mostrando lesão focal hepática

3) Lipiodol CT:

Uma vez que o óleo de papoila iodado (lipiodol) se concentra e fica retido no tecido do CHC, a injeção deste material no final da arteriografia hepática pode ser utilizada em conjunto com a TC, realizada com um atraso adequado, para detetar pequenos tumores ***(Kew, 2002)***.

4) Arterioportografia por TC:

É realizada através de tomografias em série após a injeção de contraste na artéria mesentérica superior. É muito sensível na deteção de pequenos CHC e, em particular, na deteção de metástases colorrectais ***(Sherlock e Dooley, 2002)***.

5) Arteriografia por TC:

É efectuada com um cateter colocado na artéria hepática. A sua precisão deriva do facto de todos os tumores hepáticos serem alimentados pela artéria hepática *(Choi, 1997)*.

D) Imagem por ressonância magnética (MRI):

1) Ressonância magnética convencional:

A RM é melhor do que a TC para mostrar lesões locais. O tumor é hipointenso em imagens ponderadas em T1 e hiperintenso em imagens ponderadas em T2. As imagens ponderadas em T2 mostram um bom contraste tumor-fígado e podem detetar invasão vascular e nódulos satélite ***(Sherlock e Dooley, 2002).***

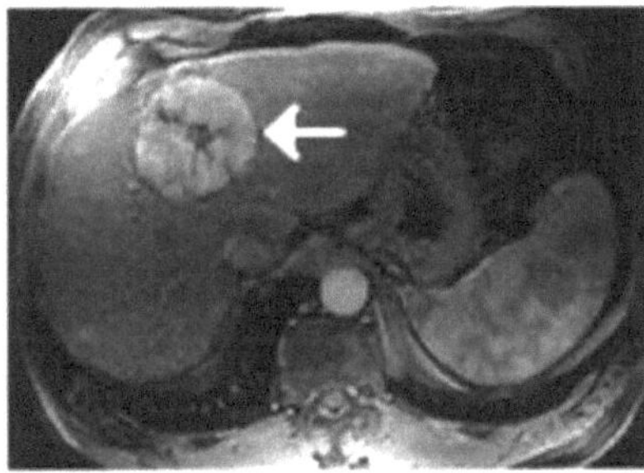
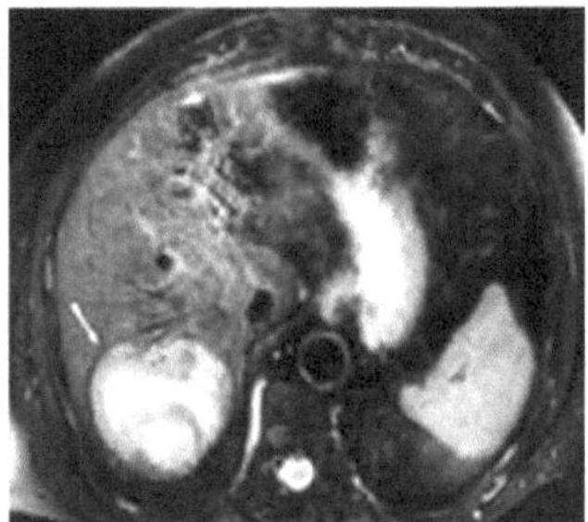

Figura (7): Ressonância magnética mostrando lesão focal hepática

2) Ressonância magnética com gadolínio:

A RM dinâmica e multifásica com gadolínio melhora a deteção de tumores e pode ser superior à TC helicoidal ***(Sherlock e Dooley, 2002).***

E- Angiografia hepática:

O CHC é irrigado pela artéria hepática e a arteriografia selectiva da artéria celíaca e da artéria mesentérica superior pode demonstrar a lesão. A angiografia com infusão super selectiva de contraste é útil para identificar pequenos tumores. No entanto, a angiografia hepática é invasiva e a sua utilização diagnóstica foi largamente substituída pela TC helicoidal e pela RMN ***(Sherlock e Dooley, 2002).***

F- Cintigrafia hepática:

O coloide de enxofre tecnécio 99m é utilizado para a cintigrafia hepática. Esta baseia-se na captação do coloide pelo sistema reticuloendotelial hepático. A cintigrafia revela áreas fotopénicas nas imagens do CHC utilizando uma câmara gama rotativa. Esta modalidade permite uma orientação espacial mais precisa e imagens mais nítidas ***(Bartlett et al., 2005).***

111- Biópsia hepática

A biopsia raramente é necessária para o diagnóstico e a sementeira do tumor no trato da agulha ocorre em 1-3%. A biopsia de lesões potencialmente operáveis deve ser evitada sempre que possível ***(Ryder, 2003).***

Rastreio do CHC:

A vigilância do CHC em doentes com cirrose ou infeção crónica pelo VHB faz todo o sentido e é prática corrente há muitos anos. O objetivo é identificar os tumores precocemente, quando podem ser mais susceptíveis de terapia curativa. Por conseguinte, o objetivo final da vigilância é diminuir a mortalidade relacionada com o CHC. No entanto, a justificação para o rastreio foi fraca até recentemente, quando se tornou disponível um tratamento eficaz ***(Bruix e Sherman, 2005).***

A estratégia de rastreio mais utilizada é a dosagem de AFP sérica e a ecografia com intervalos de 6 ou 12 meses. Este intervalo baseia-se na baixa incidência de CHC nas pessoas em risco, tipicamente 1% a 4% por ano, e no crescimento lento destes tumores, com um tempo médio estimado de duplicação de 136 dias. O intervalo e o método ideais para o rastreio não são conhecidos e podem variar consoante a indicação para o rastreio. No entanto, não é visível qualquer diferença na sobrevivência dos doentes rastreados em intervalos de 6 ou 12 meses. Além disso, não se espera que o rastreio de rotina em intervalos mais curtos identifique mais doentes, porque o tempo de duplicação dos tumores é muito longo. No entanto, intervalos de rastreio mais curtos podem ocasionalmente detetar tumores que não foram detectados devido à sensibilidade limitada dos testes de imagiologia (tumor demasiado pequeno para ser detectado) ***(Llovet et al., 2003)***.

O método de imagiologia depende de vários factores. Embora a TAC trifásica e a ressonância magnética sejam mais sensíveis, são dispendiosas e, normalmente, não são práticas para utilização de rotina. Devem, no entanto, ser considerados quando a ecografia é tecnicamente difícil ou identifica uma área suspeita.

Vários estudos demonstraram que a vigilância detecta os tumores quando estes são mais pequenos e menos prováveis de se terem estendido para além do ponto em que a intervenção é suscetível de fazer a diferença ***(Llovet et al., 2003).*** No entanto, demonstrar um benefício em termos de sobrevivência é mais difícil, porque os controlos não rastreados e normalmente históricos são descobertos mais tarde na evolução da doença, quando se prevê que a sobrevivência seja menor. De facto, a sobrevivência após o início dos sintomas é extremamente baixa (0% a 10% aos 5 anos) ***(Llovet et al., 2003)***. Por outro lado, os tumores pequenos podem muitas vezes ser curados. Perante este cenário, um grande estudo aleatório demonstrou um benefício da vigilância.

A vigilância só é suscetível de ser benéfica se for aplicada às pessoas que apresentam um risco apreciável de desenvolver CHC. ***Bruix e Sherman, 2005, recomendam*** que a vigilância seja aplicada quando o risco excede 1,5% por ano. Os grupos recomendados para o rastreio constam das diretrizes da Associação Americana para o Estudo das Doenças do Fígado e incluem os seguintes

□ Portadores de hepatite B: Homens asiáticos com idade igual ou superior a 40 anos e mulheres asiáticas com idade igual ou superior a 50 anos; todos os doentes cirróticos; pessoas com antecedentes familiares de CHC; e africanos com mais de 20 anos de idade;

□ Doentes com cirrose associada à hepatite C, cirrose alcoólica, hemocromatose genética e cirrose biliar primária.

Estadiamento do CHC:

Um estadiamento clínico preciso, juntamente com a consideração do estado de desempenho, dos factores de co-morbilidade e da função hepática, influenciará grandemente as opções de tratamento disponíveis para um doente com CHC ***(Staley, 2003)***.

Os sistemas de estadiamento clínico do cancro fornecem guias para a avaliação dos doentes e para a tomada de decisões terapêuticas, sendo também uma ferramenta de investigação essencial que permite a comparação entre diferentes ensaios terapêuticos ***(Yan e Yan, 2003).***

Não se chegou a um consenso internacional sobre a classificação de estadiamento mais adequada para o CHC, e este continua a ser um tema de estudo e debate ativo ***(Bruix, et al., 2001)***. Foram publicados vários estudos que comparam uma variedade de sistemas de estadiamento em diferentes grupos de pacientes, incluindo um estudo recente que comparou 12 sistemas de estadiamento em pacientes com CHC irressecável ***(Georgiades CS, et al., 2006).***

A- Sistema de estadiamento de Okuda:

O doente é avaliado com base em quatro critérios clínicos: presença de ascite, níveis séricos de albumina, concentração de bilirrubina e tamanho do tumor. Este sistema tem significado prognóstico porque tem em consideração a gravidade da cirrose hepática subjacente. Os doentes não tratados com cirrose nos estádios I, II e III têm um tempo médio de sobrevivência de 8,3, 2 e 0,7 meses, respetivamente.

- Tamanho do tumor > 50% do tamanho do fígado .
- Presença de ascite.
- Albumina < 3 g/dl.
- Bilirrubina > 3 mg/dl.

1. Estadio I = nenhum dos anteriores presente. Sobrevivência média = 11,5 meses.
2. Estadio II = 1 ou 2 dos casos acima referidos. Sobrevivência mediana = 3,0 meses.
3. Estadio III = 3 ou 4 dos factores acima referidos presentes. Sobrevivência mediana = 0,9 meses ***(Grieco A, et al., 2005)***.

B- Sistema de pontuação CLIP

Pontuação			
	0	**1**	**2**
Fase de Child-Pugh	**A**	**B**	**C**
Morfologia do tumor	**Uninodular e**	**Multinodular e extensão**	**Maciço ou**

	extensão ≤ 50%	≤ 50%	extensão > 50%
AFP (ng/ml)	< 400	≥ 400	
Trombose da veia porta	Não	sim	

Tabela (3): Sistema de pontuação do Programa Italiano para o Cancro do Fígado (CLIP)

- pontuação 0 - sobrevivência mediana = 42,5 meses
- pontuação 1 - sobrevivência mediana = 32,0 meses
- pontuação 2 - sobrevivência mediana = 16,5 meses
- pontuação 3 - sobrevivência mediana = 4,5 meses
- pontuação 4 - sobrevivência mediana = 2,5 meses
- pontuação 5, 6 - sobrevivência mediana = 1,0 mês

(Investigadores do CLIP, 1998)

Um sistema de prognóstico para o CHC, o sistema de pontuação CLIP, aconselhado pelos investigadores do Cancer Liver Italian Program (CLIP), ***(CLIP Investigators, 1998)*** tem em conta as notas variáveis no sistema de estadiamento de Okuda e incluiu a AFP sérica e a trombose da veia porta como variáveis de prognóstico (Tabela 6).

Numa declaração de consenso conjunta, a American Hepato- Pancreato- Biliary Association e o American Joint Committee on Cancer aprovaram o CLIP para utilização como sistema de estadiamento clínico de eleição para o CHC ***(Henderson, et al., 2003)***.

C- Classificação TNM:

O atual estadiamento TNM do CHC foi revisto pela American Joint Commission on Cancer (AJCC) em 2002 (Quadro 7) ***(Vauthey JN, et al., 2002)***. Atualmente, a United Network for Organ Sharing (Rede Unida para a Partilha de Órgãos), a entidade responsável pela atribuição de órgãos nos Estados Unidos, atribui órgãos de dadores para transplante de fígado para o tratamento do CHC com base na classificação TNM revista ***(UNOS, 2008)*** (Quadro 5).

Classificação T	Definição
T1	Tumor único <5 cm sem invasão vascular
T2	Tumor único com invasão vascular ou múltiplos tumores todos <5 cm
T3	Tumores múltiplos, qualquer tumor >5 cm ou qualquer tumor que envolva um ramo principal das veias porta ou hepática

Encenação	T	N	M
Fase I	T1	NÃO	MO
Fase II	T2	NÃO	MO
Fase IIIA	T3	NÃO	MO
Fase IIIB	Qualquer	N1	MO
Fase IV	Qualquer	Qualquer	M1

Tabela (4): Estadiamento TNM da AJCC.Abreviaturas:AJCC,American Joint Commissionon Cancer; TNM,tumor node metastasis *(Vauthey JN, et al.,2002).*

Classificação T	Definição
T1	Tumor único <2 cm
T2	Tumor único de 2-5 cm ou até 3 tumores, todos <3 cm
T3	Tumor único >5 cm ou até 3 tumores, qualquer um >3 cm
T4a	>3 tumores, de qualquer tamanho
T4b	Qualquer tumor que envolva um ramo importante das veias porta ou hepática

Encenação	T	N	M
Fase I	T1	NÃO	MO
Fase II	T2	NÃO	MO
Fase III	T3	NÃO	MO
Fase IVA1	T4a	NÃO	MO
Fase IVA2	T4b	NÃO	MO
Fase IVB	Qualquer	Qualquer	Qualquer

Tabela (5): Estadiamento TNM da UNOS. *(UNOS, 2008)*

Abreviaturas: TNM, metástase de nódulo tumoral; UNOS, Rede Unida de Partilha de Órgãos

D: Classificação do estadiamento do cancro do fígado da Clínica de Barcelona (BCLC):

O sistema BCLC tem vários pontos fortes, que incluem a utilização de uma medida do estado de desempenho, a avaliação da função hepática utilizando a classe CTP amplamente aceite e a discriminação da carga tumoral em várias categorias, que incluem fases iniciais da doença.

O BCLC foi validado em coortes de pacientes da Europa e dos Estados Unidos ***(Marrero JA, et al., 2005 & Cillo U, et al., 2006)***. Em comparação com sistemas de estadiamento anteriores, a classificação BCLC melhorou a discriminação de pacientes com estágios iniciais da doença. Entre pacientes europeus submetidos a terapias cirúrgicas e não cirúrgicas, análises retrospectivas descobriram que o BCLC foi capaz de prever a sobrevivência com mais precisão do que os escores Okuda, TNM, JIS, CUPI, CLIP e GRETCH ***(Cillo U, et al., 2004, Grieco A, et al., 2005 e Guglielmi A, et al., 2008)***.

Numa coorte de 239 pacientes norte-americanos com CHC, verificou-se que o BCLC apresenta a maior discriminação entre grupos e a maior homogeneidade entre grupos, em comparação com o estadiamento Okuda, GRETCH, CLIP, JIS, CUPI e TNM ***(Marrero JA, et al., 2005)***. Devido a estes pontos fortes, o BCLC foi aprovado tanto pela Associação Europeia para o Estudo do Fígado como pela Associação Americana para o Estudo das Doenças do Fígado ***(Bruix J, et al., 2001 e Bruix J & Sherman M, 2005).***

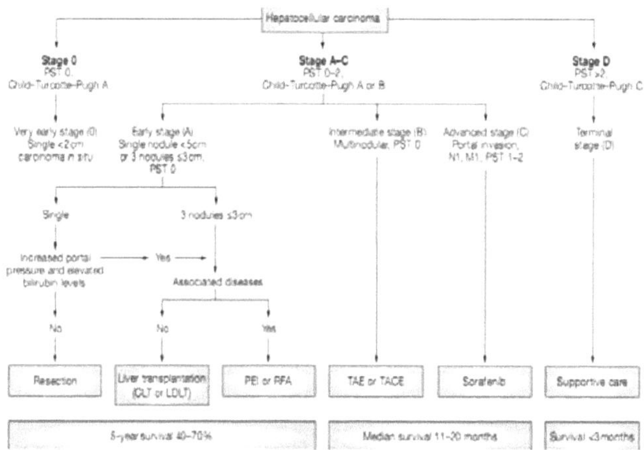

E- O modelo para a doença hepática terminal (MELD):

Recentemente, a pontuação MELD (Model for End-Stage Liver Disease), que foi adoptada pela United Network for Organ Sharing nos Estados Unidos para dar prioridade à atribuição de órgãos (fígado), demonstrou ser capaz de prever o resultado perioperatório em doentes submetidos a ressecção hepática ***(Cucchetti A, et al., 2006)***. O MELD não deve ser utilizado como sistema geral de estadiamento do cancro do fígado ***(Bruix J & Sherman M, 2010)***.

Pontuação MELD = 3,8 * loge (bilirrubina em mg/dl) + 11,2 * loge (INR) + 9,6 * loge (creatinina mg/dl) + 6,4.

Tratamento do CHC:

- I) Ressecção cirúrgica:

Este é o tratamento de eleição para o CHC em doentes não cirróticos. Estes doentes toleram grandes ressecções com baixa ^orbidiiy^gmx^α^Δαm^^^L^esectiθns can^e^auied^Ut, em doentes altamente selecionados com cirrose hepática e função hepática bem preservada (Child-Pugh A), uma vez que esta cirurgia acarreta um risco elevado de descompensação pós-operatória e deve ser efectuada em unidades especializadas na ressecção hepática e no tratamento da insuficiência hepática ***(Ryder, 2003).***

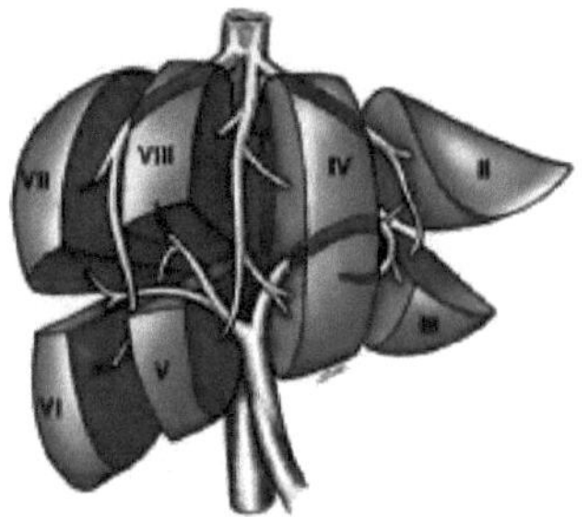

Figura (8): Segmentos cirúrgicos do fígado

Estudos demonstraram que uma concentração normal de bilirrubina e a ausência de hipertensão portal significativa (gradiente de pressão na veia hepática < 10 mmHg) são os melhores indicadores de excelentes resultados após a cirurgia. Estes doentes não descompensam após a ressecção e podem atingir uma sobrevivência de 5 anos superior a 70%.

Em contrapartida, os doentes com hipertensão portal significativa desenvolverão descompensação pós-operatória (sobretudo ascite), com uma sobrevivência de 5 anos inferior a 50% ***(Bruix e Sherman, 2005)***.

As contra-indicações para a ressecção incluem:

- Tumores multifocais.
- Doença extra-hepática.
- Trombose da veia porta principal.
- Reserva hepática inadequada.
- Proximidade dos principais canais vasculares ou biliares que

excluem uma ressecção com margem negativa ***(Staley, 2003)***.

Avaliação pré-operatória da reserva hepática:

O teste de depuração do verde de indocianina é o teste de função hepática mais utilizado nos centros orientais; uma taxa de retenção de ICG aos 15 minutos (ICGR15) de 10-20% é considerada o limite superior para uma ressecção hepática importante segura *(Lam CM, et al., 1999)*. Recentemente, a pontuação MELD (Model for End-Stage Liver Disease), que foi adoptada pela United Network for Organ Sharing nos Estados Unidos para dar prioridade à atribuição de órgãos (fígado), demonstrou prever o resultado perioperatório em doentes submetidos a ressecção hepática. Os doentes cirróticos com pontuações MELD mais elevadas (≥9) correm um risco acrescido de morbilidade e mortalidade pós-operatórias *(Cucchetti A, et al., 2006)*.

Pontuação MELD = 3,8 * loge (bilirrubina em mg/dl) + 11,2 * loge (INR) + 9,6 * loge (creatinina mg/dl) + 6,4.

Resultados:

Na maioria dos grandes centros, uma taxa de mortalidade operatória inferior a 5% é o padrão atual, mesmo para uma ressecção hepática importante na cirrose Child A. No entanto, a taxa de morbilidade permanece elevada, cerca de 30-40%, mesmo em centros experientes ***(Poon RT, et al., 2004)***. A sobrevida global de 5 anos após a ressecção do CHC, incluindo CHCs pequenos e grandes, em grandes séries da literatura, é de 35-50% ***(Capussotti L, et al., 2005)***. A incidência de recidiva pós-operatória aos 5 anos é superior a 70% na maioria das séries, devido a lesões metastáticas ou recidivas multicêntricas no fígado remanescente ***(Poon RT, et al., 2000)***. Recentemente, alguns ensaios aleatórios controlados de centros asiáticos sugeriram benefícios do interferão como terapia adjuvante após a ressecção do CHC na redução da recorrência e no prolongamento da sobrevivência ***(Ikeda K, et al., 2000, Sun HC, et al., 2006 e Lo CM, et al., 2007)***. Outra abordagem potencial é a utilização de fármacos com objectivos moleculares que possam inibir o crescimento de micrometástases ***(Pang R & Poon RT, 2007)***. O sorafenib, um agente que visa tanto a proliferação celular do CHC como a angiogénese, demonstrou ser eficaz no prolongamento da sobrevivência de doentes com CHC avançado ***(Llovet JM, et al., 2008).***

- **II- Transplante de fígado (LT):**

Com o desenvolvimento bem sucedido do transplante hepático, havia a esperança de que este procedimento proporcionasse um tratamento novo e potencialmente curativo para os doentes com CHC, uma vez que a LT permite a remoção de tumores considerados irressecáveis, ao mesmo tempo que expulsa o tecido hepático pré-maligno ***(Gamblin TC, et al., 2009)***.

As indicações para o transplante de cancro hepatocelular incluem as seguintes

- Ou um tumor < 5 cm ou até três tumores < 3 cm, os agora chamados critérios de Milão ***(Hertl e Cosimi, 2005)***.
- O doente não é candidato a uma ressecção hepática.
- Não há envolvimento macrovascular e não há disseminação extra-hepática identificável do tumor para os gânglios linfáticos circundantes, pulmões, órgãos abdominais ou ossos.

Uma vez que os critérios de Milão são demasiado rigorosos e podem estar a excluir alguns doentes que poderiam beneficiar do procedimento da consideração para transplante, foram desenvolvidos os chamados critérios da Universidade da Califórnia, São Francisco (UCSF) (um tumor ≤ 6,5 cm, três ou menos nódulos com a maior lesão ≤ 4,5 cm e diâmetro total ≤ 8 cm) ***(Hertl e Cosimi, 2005)***.

Foram identificados cinco factores que têm um impacto na recorrência da doença e na mortalidade: tamanho do tumor > 5 cm, invasão vascular, nódulos positivos, disseminação bilobar e grau histológico ***(Hertl e Cosimi, 2005)***.

Listagem prioritária para transplante:

Reconhecendo a relativa urgência de proceder ao transplante em doentes com doença maligna, a United Network for Organ Sharing (UNOS) estabeleceu regras especiais para a atribuição de fígado a doentes com cancro do fígado.

Tabela (6): Classificação TNM simplificada do CHC.

Classificação	Definição	Candidato a transplante de fígado
Tl	1 nódulo ≤ 1,9 cm	+
T2	Um nódulo 2-5cm 2-3 nódulos, todos < 3cm	+
T3	Um nódulo > 5cm 2-3 nódulos, um > 3cm	-
T4	Quatro ou mais nódulos de qualquer tamanho	-

Note-se que os critérios de Milão, tal como adoptados pela United Network for Organ Sharing, aceitam apenas tumores T1 e T2 para transplante hepático. São excluídos todos os doentes com envolvimento nodal (N1 = nódulos regionais [porta hepatis]) ou doença metastática, bem como invasão grosseira do portal intra-hepático ou da veia hepática detectada por tomografia computorizada, ressonância magnética ou ecografia. Abreviaturas: CHC = carcinoma hepatocelular; TNM = tumor, nódulo, metástase.

(Hertl e Cosimi, 2005)

A pontuação MELD (Model of End-stage Liver Disease) foi selecionada como a ferramenta clinicamente mais útil para este fim, uma vez que prevê com precisão a mortalidade precoce na doença hepática crónica de origem viral ou alcoólica. Para dar aos pacientes com CHC oportunidades iguais de transplante, foram inicialmente atribuídos pontos adicionais aos pacientes com CHC com o objetivo de igualar o risco de morte na cirrose em fase terminal: 24 pontos para CHC solitário < 2 cm e 29 para CHC solitário de 2 a 5 cm ou 3 nódulos ≤ 3 cm cada.

Após a sua aplicação, reconheceu-se que era dada uma prioridade demasiado elevada aos doentes com CHC, o que era injusto para os doentes sem cancro, pelo que os pontos para os doentes com CHC foram reduzidos para 20 e 29, para nenhum e 24, respetivamente, e finalmente para nenhum e 22, respetivamente ***(Bruix e Sherman, 2005).***

As contra-indicações para o transplante de fígado incluem:

Doença extra-hepática e factores co-mórbidos, outras contra-indicações relativas incluem a presença de invasão vascular ou um tumor pouco diferenciado ***(Staley, 2003)***.

- III: Terapia loco-regional para CHC (LRT):

Embora a ressecção cirúrgica seja o padrão de excelência para o CHC, muitos doentes não são candidatos a cirurgia devido a cirrose com reserva hepática inadequada, lesões múltiplas, doença extra-hepática, restrições anatómicas do tumor ou comorbilidades médicas ***(Garrean S, et al., 2008).***

Por conseguinte, são utilizadas outras terapias dirigidas ao fígado no tratamento do CHC, incluindo técnicas ablativas térmicas (RFA e micro-ondas), injeção de etanol, radioterapia dirigida (RT), quimioterapia arterial transcateter ou embolização de varas e quimioterapia por infusão arterial hepática (HAIC). Dependendo da extensão da doença, estas terapias podem ser empregues isoladamente ou em combinação ***(Cha CH, et al., 2010)***.

1) Criocirurgia:

A criocirurgia utiliza a destruição in situ do tumor e da margem circundante realizada por sondas de azoto líquido colocadas no tumor sob orientação de ultra-sons. Em comparação com outras técnicas de ablação, a criocirurgia requer normalmente uma laparotomia aberta.

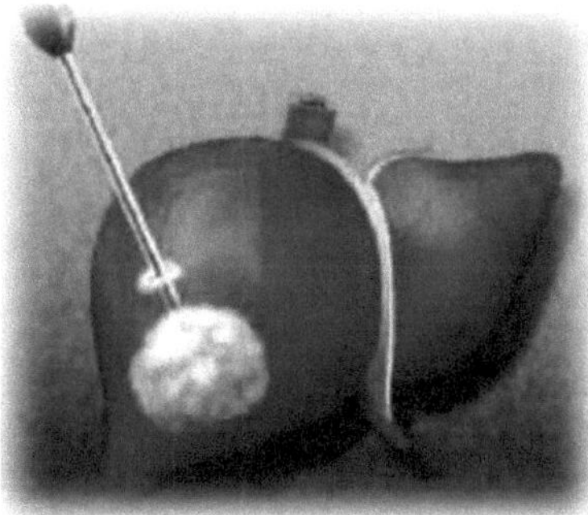

Figura (9): Criocirurgia

As indicações para esta técnica são lesões irressecáveis em doentes suficientemente saudáveis para serem submetidos a anestesia geral. A sobrevivência global de 5 anos foi de 39,8% ***(Staley, 2003)***.

2) Injeção percutânea de etanol (PEI):

Mecanismo: A PEI é efectuada sob orientação dos EUA, onde são administrados 2 a 8 ml de etanol a 95% de cada vez. O etanol penetra prontamente nas células tumorais, induzindo necrose coagulativa e trombose na microcirculação tumoral através da desnaturação de proteínas, agregação plaquetária e desidratação do parênquima e do tecido circundante. O tecido tumoral tem uma consistência diferente do parênquima circundante, permitindo uma distribuição homogénea do etanol no nódulo tumoral ***(Lin XD & Lin LW, 2006)***.

Indicações: Lesões de CHC com menos de 3 cm ***(Livraghi T, et al., 1995 e Shiina S, 2007)***. A PEI também está indicada para pequenas lesões de CHC que recorrem em locais distantes após tratamento prévio ***(Sung YM ,et al.,2006)***.

Limitações: a recorrência local aumenta quando a PEI é administrada a tumores maiores ***(Lin XD & Lin LW, 2006 e Lin SM, et al., 2005)***. Os septos intratumorais impedem a distribuição homogénea do tumor através de tumores de maiores dimensões e tumores multinodulares, levando a margens inadequadas e recorrência na periferia do tumor. Não existem critérios definitivos para a quantidade e o intervalo das injecções; no entanto, os melhores resultados ocorrem quando a dispersão excede o diâmetro máximo do tumor em 1 a 2 cm para criar um anel de ablação de 1 cm à volta do nódulo de CHC ***(Lin XD & Lin LW, 2006)***.

Complicações: hipertermia (> 38°C, 44%), elevação da função hepática sérica (47,7%) e dor (14,4%) ***(Ebara M, et al., 2005)***. Menos comuns são a sementeira do CHC na parede do corpo (1,9%), derrame pleural (1,5%), estenose biliar (3,3%), trombose da veia porta (0,7%) e hemorragia no trato biliar (0,7%) ***(Cha CH, et al., 2010)***.

3) Injeção percutânea de ácido acético (PAI):

O ácido acético é outro produto químico que pode ser utilizado na terapia de ablação local percutânea. Este foi introduzido por ***Ohnishi et al., 1994***. A vantagem do ácido acético em relação ao etanol é o facto de o ácido acético se difundir melhor no tumor.

4) Ablação por radiofrequência (RFA):

A RFA é uma tecnologia mais recente no tratamento de tumores hepáticos. A corrente alternada de alta frequência ***(Hsu et al., 2004)***. (400-500KHz) é fornecida através dos eléctrodos ***(Bartlett et al., 2005)***, que podem ser rectos ou ter 4 a 12 ganchos em forma de J que se expandem da ponta do elétrodo para o tecido tumoral. Podem ser ablacionados cerca de 3 a 5 cm de uma área em forma de esfera com 10 a 30 minutos de tempo de ablação ***(Hsu et al., 2004)***.

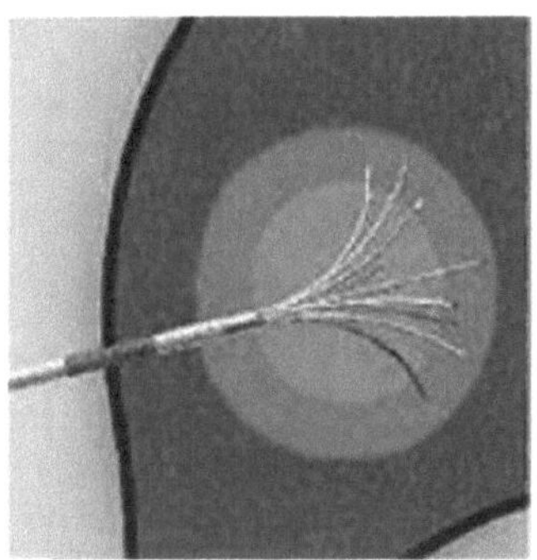

Figura (10): Ablação por radiofrequência (RFA)

A eficácia da RFA em tumores < 2 cm é semelhante à do etanol, mas requer menos sessões de tratamento; a eficácia em tumores > 2 cm é melhor do que com o etanol.

O principal inconveniente da radiofrequência é o seu custo mais elevado e a taxa mais elevada (até 10%) de acontecimentos adversos (derrame pleural - hemorragia peritoneal).

A mortalidade relacionada com o procedimento varia entre 0% e 0,3% ***(Bruix e Sherman, 2005)***.

Esta técnica é globalmente mais adequada para tumores pequenos (menos de 3 cm), profundos no parênquima hepático e afastados do hilo hepático ***(Bartlett et al., 2005)***.

Outros agentes utilizados: Modificando a temperatura como micro-ondas, e ablação a laser ***(Bruix e Sherman, 2005)***.

5) Embolização transarterial e quimioembolização (TAE e TACE):

O fígado tem uma dupla irrigação sanguínea: cerca de dois terços da irrigação sanguínea provêm do sistema venoso portal e um terço do sistema arterial hepático. Em comparação, o CHC obtém o seu fornecimento de sangue principalmente do sistema arterial hepático. Na TAE ou na TACE, é colocado um cateter na artéria hepática propriamente dita através do tronco celíaco e é injectada espuma de gel (TAE) ou espuma de gel mais agentes quimioterapêuticos (TACE). O resultado é a necrose do tumor devido à obliteração do seu fornecimento de sangue e à elevada concentração local de agentes quimioterapêuticos ***(Hsu et al., 2004)***. Têm sido utilizados vários agentes quimioterapêuticos na TACE, mas o mais comum é a injeção de adriamicina ou cisplatina.

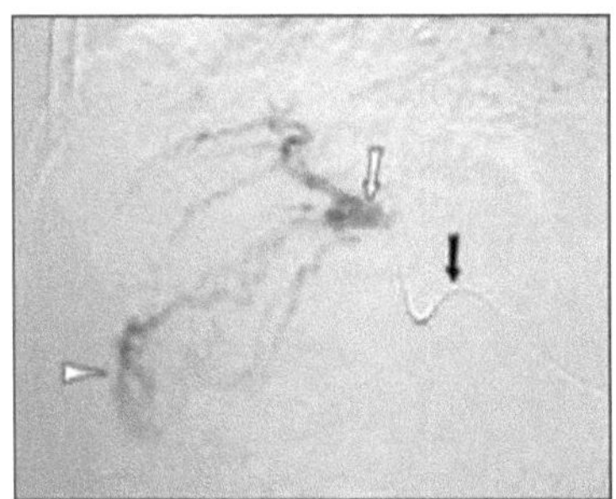

Figura (11): Embolização transarterial e quimioembolização

A TAE e a TACE são consideradas para doentes com CHC não cirúrgico que também não são elegíveis para ablação percutânea, desde que não haja disseminação extra-hepática do tumor ***(Bruix e Sherman, 2005)***.

As contra-indicações para a TAE/TACE incluem a trombose da veia porta, a derivação artério-venosa no fígado ou reservas de função hepática deficientes.

As complicações da TAE/TACE incluem: descompensação hepática, colecistite, formação de abcessos e hemorragia gastrointestinal alta ***(Hsu et al., 2004)***.

A obstrução da artéria hepática com isquémia aguda do CHC está associada à chamada síndrome pós-embolização, geralmente autolimitada em menos de 48 horas e os doentes podem ter alta hospitalar.

De acordo com os critérios da OMS, a taxa de respostas objectivas registada varia entre 16% e 60%, sem diferenças entre TAE e TACE ***(Bruix e Sherman, 2005)***.

6) Pérolas eluidoras de fármacos (DEB):

As pérolas eluidoras de fármacos (DEB) representam um método inovador e inédito de melhorar a administração de potentes agentes anticancerígenos no local do tumor utilizando técnicas transarteriais. As propriedades únicas dos grânulos permitem uma dosagem fixa e a capacidade de libertar os fármacos anticancerígenos de forma sustentada e controlada. Os investigadores demonstraram que uma maior quantidade do agente anticancerígeno é sequestrada pelo tumor em vez de ser distribuída na circulação sistémica ***(Hong K, et al., 2006)***.

7) Quimioterapia de Infusão Arterial Hepática (HAIC):

O papel da quimioterapia sistémica é limitado, dadas as baixas taxas de resposta no CHC avançado e irressecável ***(Yeo W, et al., 2005)***. Portanto, as terapias localizadas foram implementadas para melhorar os resultados associados ao CHC irressecável, incluindo a HAIC como terapia única ou em combinação com outras terapias localizadas. Vários estudos avaliaram a HAIC através de um sistema de porta implantável e relataram que é uma modalidade terapêutica útil para pacientes com CHC avançado ***(Atiq OT, et al., 1992 e Seno H, et al., 1999)***.

As vantagens da HAIC em comparação com a quimioterapia sistémica incluem a administração de concentrações mais elevadas com menor toxicidade sistémica, tendo sido utilizados diferentes agentes quimioterapêuticos isoladamente ou em combinação ***(Park JY, et al., 2007)***.

Reacções adversas: As náuseas e a perda de apetite ocorrem mais frequentemente em 35% dos 184 doentes e são controláveis através de medicamentos e/ou da suspensão da HAIC. Estas reacções adversas são secundárias aos quimioterápicos e incluem também leucopenia/trombocitopenia (13%), danos renais (2%), deterioração da função hepática (13%) e perturbações auditivas (2%) ***(Ando E, et al., 2002)***.

Complicações: Existem também problemas técnicos raros associados ao cateter, incluindo obstrução do cateter (10%), sépsis do cateter (4%), deslocação do cateter (2%) e oclusão da artéria hepática (2%) ***(Ando E, et al., 2002)***.

- **IV: Quimioterapia sistémica citotóxica:**

Embora a quimioterapia local tenha provado ser benéfica para a sobrevivência global, a quimioterapia sistémica tem demonstrado historicamente uma eficácia terapêutica limitada e não constitui uma opção de referência ***(Llovet JM, et al., 2003)***.

Ao contrário da maioria dos outros tumores sólidos, os hepatomas surgem no contexto de uma disfunção orgânica subjacente e 80% ocorrem em fígados cirróticos. Por conseguinte, os benefícios dos agentes sistémicos são contrabalançados pelos riscos relacionados com a morbilidade e a tolerância aos medicamentos. Outro grande desafio tem sido o facto de o CHC se ter revelado refratário à quimioterapia ***(Cha CH, et al., 2010)***. A resistência do CHC aos medicamentos envolve alterações na expressão e no metabolismo dos alvos dos medicamentos e é causada por defeitos nos mecanismos efectores ***(Villanueva A, et al., 2007)***.

- **V: Terapia molecular orientada e agentes antiangiogénicos:**

Sorafenib:

O desenvolvimento da terapia molecularmente orientada com agentes como o sorafenib é motivo de otimismo para os doentes com CHC e para os clínicos. O benefício em termos de sobrevivência demonstrado por este inibidor da multiquinase permitiu criar uma opção de referência que pode ser utilizada em futuros ensaios comparativos. O ensaio SHARP (Sorafenib HCC Assessment Randomized Protocol) foi o primeiro a demonstrar um benefício de sobrevivência utilizando uma das mais recentes terapias com alvos moleculares. Tratou-se de um estudo de fase III, internacional, multicêntrico e em dupla ocultação, patrocinado pelos fabricantes do medicamento, que envolveu doentes com CHC em fase tardia ***(Cha CH, et al., 2010)***.

Efeitos adversos (EA): Os EA mais comuns em doentes a tomar Sorafenib foram diarreia, anorexia, náuseas e reação cutânea mão-pé. A diarreia é frequentemente tolerável, mas pode ser debilitante e exigir a descontinuação do agente. Concluiu-se que o sorafenib é a primeira terapia sistémica a prolongar a sobrevivência em doentes com CHC, tendo-se tornado agora um padrão de referência para a terapia sistémica de doentes com CHC ***(Cha CH, et al., 2010).***

Prevenção do CHC:

Introdução:

A melhor notícia na investigação do CHC é que a doença pode ser prevenida. A ferramenta mais eficaz para prevenir o CHC é evitar os factores de risco ***(Michielsen et al., 2005)***.

1) Prevenção primária:

a) Para o vírus da hepatite B:

- Qualquer ação que diminua a potencial transmissão de produtos sanguíneos contaminados, como por exemplo Transfusão de sangue não controlada, partilha de agulhas, procedimentos invasivos sem normas sanitárias adequadas, diminuirá a probabilidade de propagação viral.

- A disponibilidade de uma vacina eficaz que protege contra o VHB, o declínio do CHC em crianças após a vacinação universal pode ser considerado como um indicador precoce da eficácia da vacinação na redução da taxa de CHC, a vacinação contra o VHB deve tornar-se uma prioridade de saúde juntamente com a promoção de padrões de saúde adequados ***(Michielsen et al., 2005)***.

- A imunização passiva com preparações hiperimunes de gamaglobulina é útil na prevenção de infecções pelo vírus da hepatite, mas é dispendiosa e o seu efeito é de duração limitada ***(IARC, 1994)***.

b) Para o vírus da hepatite C:

Infelizmente, até à data, não existe vacina contra o VHC e o único método eficaz para prevenir a sua transmissão é evitar a contaminação com produtos sanguíneos infecciosos ***(Michielsen et al., 2005)***.

c) Reduzir a exposição à aflatoxina:

As aflatoxinas são produzidas por estirpes de Aspergillus flavus e parasiticus. O teor de humidade e a humidade relativa são factores importantes para determinar o crescimento dos fungos e a produção de toxinas.

A contaminação dos géneros alimentícios com aflatoxinas pode ser evitada durante o crescimento, a colheita, a armazenagem e a transformação do seguinte modo

- Acesso a tecnologias para secar rapidamente os produtos colhidos e para os armazenar em condições de baixa humidade.

- Eliminação física de frutos de casca rija ou amêndoas contaminados.

- Podem ser utilizadas técnicas manuais, electrónicas e pneumáticas para separar os artigos contaminados.

- Trabalhar com as mães para reduzir a exposição dos seus filhos às aflatoxinas através da seleção manual do milho.

- Melhorar a transformação e o armazenamento pós-colheita da cultura do amendoim.

É possível considerar a possibilidade de mudar os tipos de alimentos de géneros alimentícios fortemente contaminados para géneros alimentícios pouco contaminados (por exemplo, do milho para o arroz) ***(Kensler et al., 2003)***.

D) Tratamento com interferão e antivíricos em doentes com VHB e prevenção do CHC:

Efeitos anti-oncogénicos do interferão-alfa:

A prevenção do CHC pelo interferão-alfa pode ser o resultado de vários mecanismos diretos ou indirectos:

O interferão tem um efeito anti-proliferativo e pró-apoptótico ***(Dianzani et al., 1990)***.

O interferão inibe a expressão do oncongene C-myc e induz a expressão de factores anti-proliferativos e de genes supressores de tumores ***(Iwase et al., 1997)***.

O interferão-alfa também poderia reduzir indiretamente o risco oncogénico através da inibição da síntese de proteínas virais que potencialmente desregulam o ciclo celular e através do reforço do sistema imunitário que elimina não só os hepatócitos infectados, mas também as células iniciadas ou totalmente malignas ***(Michielsen et al., 2005)***.

O interferão-alfa tem um efeito antifibrótico e anti-angiogénico, que também pode ter influência no desenvolvimento do tumor ***(Singh et al., 1992)***.

Não-cirróticos:

Em doentes com hepatite B crónica, a eliminação do HBsAg após tratamento com interferão-alfa está associada a uma melhoria dos resultados clínicos em termos de sobrevivência e desenvolvimento de complicações da cirrose ***(Niederau et al., 1996)*** e à redução do CHC nos respondedores ***(Lin et al., 1999)***.

O efeito profilático do interferão no desenvolvimento do CHC pode ser explicado pela prevenção do desenvolvimento da cirrose ***(Michielsen et al., 2005)***.

Cirróticos:

Sete estudos investigaram o possível efeito do tratamento com interferão no desenvolvimento de CHC em doentes com cirrose já estabelecida. O interferão diminuiu aparentemente a taxa de CHC em todos os ensaios, enquanto a resposta virológica foi fortemente associada à redução do risco de CHC em dois estudos, sugerindo que o início da replicação viral é um fator crítico.

É de notar que os estudos são muito heterogéneos e que nenhum deles era um ensaio controlado aleatório, pelo que os resultados devem ser interpretados com cautela ***(Michielsen et al., 2005)***.

Um estudo recente demonstrou uma redução significativa do risco de CHC em doentes com hepatite B crónica e fibrose avançada ou cirrose, tratados com lamivudina durante um máximo de cinco anos, em comparação com placebo ***(Liaw et al., 2004)***.

E) Tratamento com interferão em doentes com VHC e prevenção do CHC

Não cirróticos:

Num estudo de doentes não cirróticos com hepatite C crónica que não responderam à terapêutica com interferão e que foram seguidos durante 6-117 meses após a terapêutica, a incidência de CHC foi significativamente menor nos doentes que receberam > 500 MU de interferão.

Os doentes com uma resposta transitória (ou seja, recaída após o fim do tratamento) têm uma taxa significativamente mais baixa de desenvolvimento de CHC do que os que não respondem ***(Toyoda et al., 2001)***.

Este benefício anti-oncogénico pode presumivelmente ser explicado por uma paragem ou um abrandamento do processo cirrógico ***(Michielsen et al., 2005)***.

Cirróticos:

13 estudos investigaram o possível efeito do tratamento com interferão no desenvolvimento de CHC em doentes infectados pelo VHC com cirrose compensada. Todos os estudos mostraram um menor risco de desenvolvimento de CHC nos doentes tratados com interferão, o que sugere que o interferão pode prevenir o CHC na cirrose compensada causada pela hepatite C.

Na maioria dos estudos, a resposta virológica e/ou bioquímica está associada a um menor risco de desenvolvimento de CHC. A manutenção das transaminases séricas em níveis baixos pode proteger contra o desenvolvimento de CHC, uma vez que a necrose dos hepatócitos, os danos celulares e o aumento da replicação dos hepatócitos resultam num aumento dos danos no ADN, influenciando a hepatocarcinogénese.

Outros mecanismos possíveis de prevenção do CHC são os efeitos diretos e indirectos do interferão. Atualmente, estão disponíveis novos tratamentos para a hepatite C crónica ***(Michielsen et al., 2005)***.

A combinação de interferão-alfa e ribavirina resulta numa resposta virológica sustentada em até 25% dos cirróticos devido à hepatite C, 32% após monoterapia com peginterferão-alfa-2a ***(Heathcote et al., 2000)*** e 43% após combinação de peginterferão-alfa-2a e ribavirina.

Deve ser investigado em estudos prospectivos se estes regimes de tratamento mais eficazes também influenciam favoravelmente a incidência de CHC ***(Michielsen et al., 2005)***.

F) Quimioprevenção:

Clorofilina:

É uma mistura de sais de sódio e cobre de clorofilina, utilizada como corante alimentar e como acelerador da cicatrização de feridas. A clorofilina pode atuar como molécula intercetora através da formação de complexos moleculares leves com agentes cancerígenos, como a aflatoxina B1, diminuindo assim a biodisponibilidade ao impedir a sua absorção ***(Kensler et al., 2003)***.

Oltipraz:

O oltipraz, um fármaco originalmente desenvolvido para a quimioterapia da esquistossomose, é um indutor eficaz de enzimas que desintoxicam os carcinogéneos, como as glutationas s-transferases (GST) e as UDP-glucoronosil transferases. Este medicamento é um potente anticarcinogénio ***(Kensler et al., 2003)***.

Produtos naturais:

A diminuição do risco de CHC está associada a um maior consumo de vegetais verde-amarelos (por exemplo, brócolos, couve-flor e couves-de-bruxelas), que contêm um potente indutor de enzimas protectoras e um inibidor da carcinogénese.

A suplementação da dieta com alimentos como os espinafres e outros vegetais de folha verde são ricos em clorofilas ***(Kensler et al., 2003)***.

11) Prevenção secundária:

O papel do interferão:

Alguns estudos centram-se no possível papel do interferão na prevenção secundária da recorrência do CHC em pacientes com hepatite B e C crónica após ressecção curativa ou ablação ***(Michielsen et al., 2005)***.

O interferão preveniu a recorrência do CHC após a ressecção completa ou a ablação do tumor primário, dependendo da eliminação da viremia do VHC. Outro estudo relatou uma diminuição da recorrência após a ressecção cirúrgica, independentemente da eliminação do VHC ou da normalização da ALT sérica.

Um terceiro estudo demonstrou a prevenção da recorrência do CHC após a terapia de ablação médica de tumores primários em doentes com hepatite B, mas não em doentes com hepatite C, através da utilização de interferão-alfa ***(Michielsen et al., 2005)***.

Ácido poliprenoico:

O ácido poliprenóico (um retinoide acíclico) demonstrou ser um agente quimiopreventivo eficaz, suprimir o crescimento celular e induzir a diferenciação de linhas celulares de cancro do fígado humano. Foi observada uma diminuição significativa no desenvolvimento de segundos hepatomas primários em indivíduos que receberam ácido poliprenóico, em comparação com placebo, pelo que esta é outra área importante para investigação ***(Kensler et al., 2003)***.

Perspectivas de prevenção:

- A quimioprevenção oferece oportunidades para criar desvios moleculares, se não mesmo bloqueios de estrada, para impedir o processo carcinogénico.
- As intervenções quimiopreventivas actuam não só para reduzir a incidência do cancro, mas também

para prolongar a latência dos tumores.

- Várias intervenções, quando associadas a programas de vacinação, poderiam reduzir significativamente a taxa global de desenvolvimento de CHC.
- A incidência da infeção pelo VHC está a aumentar em muitos países desenvolvidos e serão necessárias novas modalidades de prevenção, distintas e provavelmente combinadas.
- A compreensão da etiologia multifacetada do CHC fornece uma base para intervenções que visam mecanismos cruciais no processo de hepatocarcinogénese ***(Kensler et al., 2003)***.

Factores de risco do carcinoma hepatocelular:

O carcinoma hepatocelular (CHC) é a quinta neoplasia maligna mais comum no mundo e a terceira causa mais comum de mortes relacionadas com o cancro ***(El-Serag, 2012)***, complicando a cirrose hepática na maioria dos casos.

O carcinoma hepatocelular é multifatorial em termos de etiologia e complexo em termos de patogénese. A combinação de factores de risco difere em diferentes partes do mundo, o que pode explicar em parte as diversas caraterísticas biológicas do CHC em diferentes populações ***(Kew, 2002).***

O CHC é único na medida em que ocorre maioritariamente num contexto estabelecido de doença hepática crónica e cirrose (70-90% de todos os casos de CHC detectados).

No Egito, tem-se verificado um aumento notável da proporção de CHC entre os doentes com CLD, de 4,0% para 7,2%, ao longo de uma década. Este aumento da proporção pode ser explicado pelo aumento dos factores de risco, como o aparecimento do VHC durante o mesmo período, a contribuição da infeção pelo VHB, a melhoria dos programas de rastreio e dos instrumentos de diagnóstico do CHC, bem como o aumento da taxa de sobrevivência dos doentes com cirrose, que dá tempo a que alguns deles desenvolvam CHC ***(El-Zayadi, et al., 2005)***.

Existem várias doenças subjacentes que se sabe estarem associadas a um risco acrescido de desenvolvimento de CHC ***(Bartlett et al., 2005)***. Os quadros seguintes resumem a maior parte delas.

Tabela (7): Factores de risco para o carcinoma hepatocelular em seres humanos.

PRINCIPAIS FACTORES DE RISCO
Infeção crónica pelo vírus da hepatite B
Infeção crónica pelo vírus da hepatite C
Cirrose
Exposição alimentar repetida à aflatoxina-B
FACTORES DE RISCO MENORES
Esteróides contraceptivos orais
Fumar cigarros
Sobrecarga de ferro na alimentação dos africanos
Hemocromatose hereditária.
Doença de Wilson
Deficiência de α I-Antitripsina
Tirosinemia hereditária de tipo 1

Doenças de depósito de glicogénio dos tipos 1 e 2
Hipercitrulinemia
Ataxia telangiectasia
Obstrução membranosa da veia cava inferior

(Kew, 2002)

Tabela (8): Factores de risco para o carcinoma hepatocelular

Fator de risco	Detalhes
Principais factores de risco	
Vírus da hepatite B	Um vírus de ADN que induz a hepatite crónica e a cirrose
Vírus da hepatite C	Um vírus ARN que induz a hepatite crónica e a cirrose
Aflatoxinas	Carcinogéneos e citotoxinas reactivos ao ADN
Álcool	Induz cirrose alcoólica
Factores de risco menores	
Fumar	Provoca danos no ADN e proliferação celular
Água de lagoa poluída	As toxinas das algas aumentam a proliferação celular
Contraceptivos orais	Aumentar a proliferação celular
Esteróides anabolizantes androgénicos	Aumentar a proliferação celular

(Kensler et al., 2003)

A- Cirrose e carcinoma hepatocelular:

Em todas as partes do mundo, o CHC coexiste frequentemente com a cirrose ***(Kew, 2002)***, a cirrose hepática é um fator de risco bem conhecido para o desenvolvimento do CHC e esta neoplasia está associada à cirrose hepática em cerca de 90% dos casos ***(Bolondi et al., 2001)***, a cirrose está presente na grande maioria dos doentes com CHC no Reino Unido e na Europa, variando as estimativas entre 90% e 95% ***(Ryder, 2003)***.

A cirrose hepática é a sétima principal causa de morte no mundo, a décima causa de morte mais comum nos Estados Unidos, e é reconhecida como uma condição pré-maligna para o desenvolvimento de CHC ***(Thomas e Zhu, 2005)***.

Nas populações de etnia chinesa e negra africana, a cirrose é atribuída à infeção crónica pelo VHB, ao passo que noutras populações resulta normalmente da infeção crónica pelo VHC, do abuso de álcool ou de ambos ***(Kew, 2002)***. Nos Estados Unidos, o vírus da hepatite C (VHC), o abuso de álcool e a doença hepática gorda não alcoólica são as causas mais comuns de cirrose ***(Thomas e Zhu, 2005)***.

Todas as formas etiológicas de cirrose podem ser complicadas pela formação de tumores. O sexo masculino, a idade e a duração da cirrose são os principais factores de risco para o carcinoma hepatocelular em doentes cirróticos ***(Kew, 2002)***.

Impacto da cirrose no carcinoma hepatocelular:

O CHC é uma das principais causas de morte em doentes cirróticos ***(Bolondi et al., 2001)***. A maioria dos casos de CHC ocorre em doentes com cirrose hepática e consequente disfunção hepática, o que complica a administração segura da terapêutica sistémica e constitui um desafio para a realização de ensaios clínicos nesta população de doentes ***(Thomas e Zhu, 2005)***.

Cirrose e hepatocarcinogénese:

Estima-se que 70% a 90% dos casos de CHC surgem no contexto de cirrose, mas um pequeno número de pacientes não tem cirrose como pano de fundo ***(Thomas e Zhu, 2005)***.

Não é claro se a cirrose per se é biologicamente importante na via tumorigénica, ou se o desenvolvimento do tumor e a fibrogénese ocorrem em simultâneo, mas com a fibrose a demorar um período de tempo mais curto ***(Ryder, 2003)***, a cirrose contribui para a hepatocarcinogénese de várias formas, mas principalmente actuando como um potente promotor de tumores ***(Kew, 2002)***.

A carcinogénese hepática deve-se provavelmente tanto aos efeitos diretos do insulto hepático subjacente, como indiretamente à inflamação e regeneração dos hepatócitos ***(Thomas e Zhu, 2005)***.

Cirrose devida a outras causas que não a hepatite viral:

Hemocromatose genética: os doentes com cirrose devida a hemocromatose genética que apresentavam uma carga de ferro à data de apresentação tinham um risco muito elevado de desenvolver CHC (7-9% por ano), o risco diminui com a venesecção mas não para os níveis de base (1-3% por ano) ***(Ryder, 2003)***. Assim, estes doentes devem ser incluídos em programas de vigilância ***(Bruix e Sherman, 2005)***.

Cirrose alcoólica: a cirrose alcoólica acarreta um risco acrescido de desenvolvimento de CHC, os dados disponíveis sugerem que a abstinência de álcool não protege contra o desenvolvimento de CHC e que o desenvolvimento de tumores é observado em 1-4% dos cirróticos do sexo masculino por ano ***(Ryder, 2003)***.

A cirrose alcoólica é um fator de risco significativo para o CHC, provavelmente suficiente para justificar a vigilância do CHC ***(Bruix e Sherman, 2005)***.

Cirrose biliar primária: a incidência de CHC na cirrose biliar primária em estágio 4 é aproximadamente a mesma que na cirrose por hepatite ***(Bruix e Sherman, 2005)***, no entanto, os dados disponíveis sugerem que as mulheres, mesmo com cirrose estabelecida, têm um risco baixo, mas os homens têm um risco semelhante ao dos pacientes com cirrose relacionada ao álcool ***(Ryder, 2003)***.

Doença de Wilson: é rara, mas um número crescente de doentes sobrevive até à idade adulta com cirrose hepática pré-existente. O CHC está bem descrito apesar de uma terapia quelante de cobre adequada, embora a verdadeira incidência seja difícil de determinar ***(Ryder, 2003)***.

Deficiência de alfa-1 antitripsina (AAT): no caso da cirrose devida a (AAT), não existem dados suficientes para avaliar com exatidão a incidência de CHC ***(Bruix e Sherman, 2005)***.

Esteato-hepatite e doença hepática gorda não alcoólica (DHGNA): com o reconhecimento da esteato-hepatite como causa de cirrose, surgiu a suspeita de que se trata também de um fator de risco para o CHC. Uma vez que se desconhece a incidência de CHC na cirrose devida à NAFLD, não é possível avaliar se a vigilância pode ser eficaz ou rentável ***(Bruix e Sherman, 2005)***.

B- HBV e Carcinoma Hepatocelular:

Epidemiologia e incidência:

A nível mundial, o VHB é a causa subjacente mais frequente do CHC, estimando-se que cerca de 300 milhões de pessoas estejam infectadas de forma crónica em todo o mundo. 70-90% do CHC relacionado com o VHB desenvolve-se num contexto de cirrose. O ADN do VHB encontra-se no genoma do hospedeiro, tanto nas células hepáticas infectadas como nas malignas ***(White DL, et al., 2009)***.

Estudos epidemiológicos demonstraram que existe uma associação causal consistente e específica entre a infeção pelo VHB e o CHC; em doentes com infeção persistente pelo VHB, o risco de CHC era 100 vezes superior ao dos indivíduos não infectados ***(Zidan et al., 2012)***.

A distribuição global do CHC está correlacionada com a prevalência geográfica dos portadores crónicos do VHB, que são cerca de 400 milhões em todo o mundo. As taxas mais elevadas registam-se no sudeste asiático e na África subsariana, com uma incidência de CHC superior a 50/10.000 habitantes ***(Hou et al., 2005)***.

Tanto os estudos de caso-controlo como os estudos de coorte demonstraram uma forte associação entre as taxas de transporte crónico do VHB e o aumento da incidência de CHC ***(Bartlett et al., 2005).***

O VHB é considerado um fator de risco importante para a progressão para cirrose hepática e CHC ***(Ohata et al., 2004)***. O risco relativo de desenvolver CHC nos portadores do VHB pode ser 100-200 vezes superior ao dos controlos. A integração do ADN viral no genoma do hospedeiro foi sugerida como sendo o evento inicial da carcinogénese induzida pelo VHB ***(Feitelson, 1992).*** Alguns dados sugerem que a proteína HBx pode inativar o p53 (gene supressor de tumores), levando ao desenvolvimento de CHC (Szab et al., 2004). No entanto, a prevalência da infeção pelo VHB no Egito tem vindo a diminuir nas últimas duas décadas devido ao programa de vacinação ***(El-Zayadi, et al., 2005)***.

Num estudo efectuado por ***EL-Zayadi A, et al. (2005)*** em 1328 doentes egípcios com CHC, verificou-se que houve um declínio significativo do HBsAg de 38,6% para 20,5%. Estas estatísticas colocam o Egito entre os países de prevalência intermédia do VHB.

HBV, CHC e gravidade da doença hepática:

Verificou-se que a probabilidade de adquirir CHC aumenta com a gravidade da doença hepática. O risco anual de CHC é de 0,5% para os portadores assintomáticos de HBsAg e de 0,8% para os doentes com hepatite B crónica.

Os doentes com cirrose por VHB têm um risco 1000 vezes superior de desenvolver CHC em comparação com um grupo de controlo HBsAg negativo. A incidência de CHC em cirrose compensada devida ao VHB na Ásia foi de 2,7%. No Japão, o intervalo médio entre o momento da infeção inicial pelo VHB e a ocorrência de CHC é de 50 anos. Dado que a maioria das pessoas neste país é infetada à nascença, a cirrose hepática relacionada com o VHB desenvolve-se normalmente em doentes na casa dos 40 anos e o CHC na casa dos 50 anos ***(Michielsen et al., 2005)***.

HBsAg, HBeAg e CHC:

Um estudo recente constatou que o risco relativo de CHC entre homens com HBsAg era muito maior do que entre aqueles sem HBsAg ***(Michielsen et al., 2005)***.

Tanto os estudos retrospectivos como os prospectivos apoiaram fortemente a relação entre HBeAg positivo e o risco de CHC, o risco relativo de CHC entre os homens que eram positivos tanto para o HBsAg como para o HBeAg era muito mais elevado do que entre os homens que eram positivos apenas para o HBsAg ***(Hou et al., 2005)***.

Carga viral e CHC:

O ADN do VHB foi identificado como o preditor mais importante do desenvolvimento de carcinoma hepatocelular em pacientes HBsAg positivos com diferentes condições clínicas, pelo que os esforços para erradicar ou reduzir a carga viral podem reduzir o risco de CHC ***(Hou et al., 2005)***.

Genótipo e CHC:

O genótipo do VHB pode desempenhar um papel no desenvolvimento do CHC. Os dados de Taiwan mostraram que o genótipo C está associado a uma doença hepática mais grave, incluindo cirrose e CHC, enquanto o genótipo B está associado ao desenvolvimento de CHC em doentes jovens não cirróticos ***(Hou et al., 2005)***.

Além disso, os doentes com o genótipo C apresentam uma maior taxa de recorrência do tumor após a ressecção curativa do CHC, em comparação com os doentes com o genótipo B ***(Michielsen et al., 2005)***.

Hepatite B oculta e CHC:

A infeção oculta pelo VHB tem sido associada à hepatite crónica criptogénica e ao CHC ***(Hou et al., 2005)***.

Co-infeção de HBV e HDV:

Os doentes HBsAg positivos com superinfeção pelo VHD desenvolvem cirrose e CHC numa fase mais precoce (idade média de 48 anos) do que os portadores de HBsAg sem infeção pelo VHD (idade média de 62 anos) ***(Abbas et al., 2012).***

HBV e hepatocarcinogénese:

Carcinogenicidade indireta do VHB:

Na maioria dos doentes com hepatite B e/ou C crónica, a ocorrência de CHC é precedida por um processo de inflamação de longa duração. É provável que a transformação maligna esteja relacionada com ciclos contínuos ou recorrentes de necrose e regeneração dos hepatócitos ***(Kew, 1996)***. A taxa de rotação celular acelerada daí resultante pode atuar como promotor de tumores, aumentando a probabilidade de mutações espontâneas ou de danos no ADN provocados por factores exógenos ***(Michielsen et al., 2005)***.

A taxa acelerada de divisão celular deixa menos tempo para que o ADN alterado seja reparado antes de a célula se dividir novamente, resultando na transmissão do ADN alterado para as células filhas.

Desta forma, uma série de mutações pode acumular-se em células individuais ao longo do tempo. Este processo pode levar a um crescimento focal descontrolado das células hepáticas e a uma eventual transformação maligna das células ***(Idilman et al., 1998)***.

Outro mecanismo de indução da transformação maligna é a geração de espécies reactivas de oxigénio mutagénicas em resultado do processo inflamatório, como o óxido nítrico (NO), o anião superóxido (O2), o radical hidroxilo (OH) e o peróxido de hidrogénio (H2O2) ***(Kew, 1998)***.

Os estudos puderam demonstrar a presença de anticorpos para genes expressos de forma diferente na hepatite B e C, o que parece estar associado a uma diminuição da sobrevivência. Estas descobertas não só aumentam a nossa compreensão da hepatocarcinogénese, como também podem, em última análise, levar ao desenvolvimento de marcadores sanguíneos pré-neoplásicos e de prognóstico clinicamente valiosos ***(Michielsen et al., 2005)***.

Carcinogenicidade direta do VHB:

Integração do VHB e instabilidade do ADN cromossómico:

Uma proporção significativa dos CHC relacionados com o VHB surge num fígado normal, o que implica que o vírus também pode ser diretamente oncogénico ***(Kew, 1998)***.

Foi demonstrado que o VHB se integrou no ADN das células hospedeiras, podendo esta integração desregular os mecanismos de controlo do ciclo celular através de anomalias cromossómicas, da produção de proteínas virais ou da alteração de genes humanos e proto-oncogenes ***(Michielsen et al., 2005)***.

Vários estudos demonstraram que a integração do ADN do VHB aumenta a instabilidade cromossómica, como inserções de duplicações invertidas, translocações e deleções micro e macro cromossómicas que têm sido associadas à inserção do VHB ***(Robinson, 1994)***.

Estas alterações podem resultar na perda de genes celulares importantes, por vezes envolvendo genes supressores de tumores e outros genes envolvidos na regulação dos processos de regeneração e crescimento ***(Michielsen et al., 2005)***.

Trans-ativação de genes celulares:

O HBV contém um gene (o gene HB X), cuja proteína (proteína HB X) pode transactivar vários promotores celulares e regular a expressão de diferentes genes celulares e virais ***(Shirakata et al., 1989)***.

Foi demonstrado que a proteína HB X complexifica a proteína p53 e inibe a sua função ***(Truant et al., 1995)***.

Oncogenes:

Foi proposto que o HBV actua como um mutagéneo de inserção, integrando-se no genoma do hospedeiro e activando os protooncogenes celulares C-myc, ras e C-fas ***(Michielsen et al., 2005)***.

Factores de crescimento:

Os factores de crescimento e os seus receptores funcionam como moduladores positivos ou negativos da proliferação e diferenciação celular. A expressão do fator de crescimento semelhante à insulina-II e do fator de crescimento transformador-β está correlacionada com a proteína HBX, sugerindo que a transactivação destes factores de crescimento facilita a formação de tumores ***(Michielsen et al., 2005)***.

Perda alélica do cromossoma 4q:

Trata-se de uma das aberrações genéticas mais frequentes encontradas no CHC, tendo-se verificado que está associada ao CHC relacionado com o VHB, provavelmente por inativação de um gene supressor de tumores putativo incluído no mesmo ***(Yeh et al., 2004)***.

Papel das mutações pré-S:

Os mutantes de deleção Pre S aceleram o armazenamento de grandes proteínas de envelope no citoplasma dos hepatócitos, o que poderia induzir efeitos citotóxicos para o desenvolvimento de doença hepática em fase terminal ***(Bock et al., 1999)***.

Além disso, o pré S1 pode estimular a transcrição do fator de crescimento transformador α (TGFα). A co-expressão de TGFα e HBsAg pode acelerar a carcinogénese hepatocelular através da estimulação da proliferação de hepatócitos ***(Michielsen et al., 2005)***.

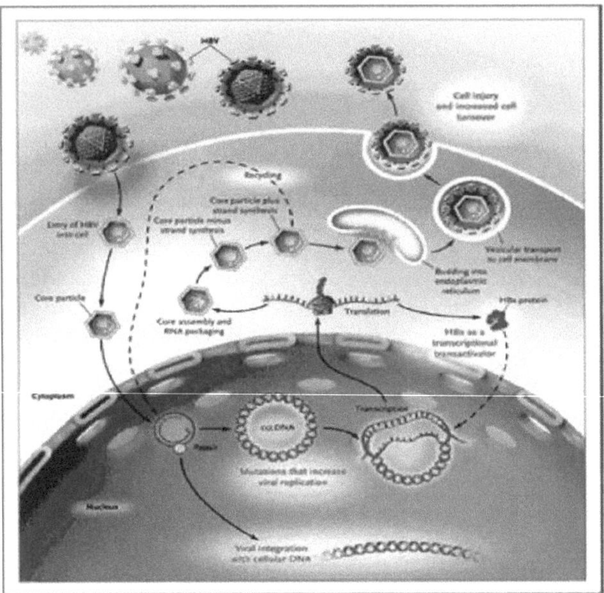

Figura (12): Patogénese do VHB no CHC

Esta figura mostra: O ciclo de vida do VHB e os mecanismos moleculares e celulares associados ao desenvolvimento do carcinoma hepatocelular relacionado com o VHB. O VHB entra no hepatócito e o envelope é subsequentemente removido. No núcleo, o ADN de cadeia dupla parcial é reparado para formar um cccDNA, que serve de modelo estável para a transcrição do ARNm viral necessário para a replicação viral produtiva. Este modelo de cccDNA permanece no núcleo durante a infeção viral crónica e pode persistir no fígado durante toda a vida do doente ***(Ganem e Prince, 2004)***. A lesão hepática crónica e o aumento da renovação celular conferem uma predisposição para a transformação dos hepatócitos, o ADN do VHB é integrado no ADN do hepatócito, a proteína HBx é expressa como um transactivador transcricional e as mutações na região promotora do núcleo aumentam a replicação viral e, consequentemente, o risco de carcinoma hepatocelular ***(Wands, 2004).***

Foram comunicados vários outros factores que aumentam o risco de CHC entre os portadores do VHB, incluindo o sexo masculino, a idade avançada, a raça asiática ou africana, a cirrose, a história familiar de CHC, a exposição a aflatoxinas, álcool ou tabaco, ou a co-infeção com VHC ou VHD ***(White DL, et al., 2009)***.

C- HCV e Carcinoma Hepatocelular:

Epidemiologia e incidência:

Atualmente, existem cerca de 170 milhões de pessoas no mundo que estão cronicamente infectadas pelo VHC e que correm um risco acrescido de desenvolver CHC ***(Kew, 2002)***.

A infeção crónica pelo VHC é um importante fator de risco para o desenvolvimento do CHC. Atualmente, a infeção pelo VHC é responsável por 75-80% dos casos de CHC no Japão ***(Omata M, et al., 2005)***. O VHC aumenta o risco de CHC ao promover a fibrose e, eventualmente, a cirrose. Uma vez estabelecida a cirrose relacionada com o VHC, o CHC desenvolve-se a uma taxa anual de 1-4%, embora tenham sido registadas taxas de até 7% no Japão ***(White DL, et al., 2009)***.

Investigações recentes no Egito mostraram a importância crescente da infeção pelo VHC na etiologia do cancro do fígado, estimada em 40-50% dos casos, e a influência decrescente da infeção pelo VHB e VHB/VHC (25% e 15%, respetivamente) ***(Hablas A, et al.2007)***.

A tendência crescente do CHC tem sido associada ao aumento da prevalência da infeção pelo vírus da hepatite C (VHC) ***(El-Serag, 2002)***. No Egito, a prevalência da infeção pelo VHC na população em geral foi estimada em cerca de 14%. O mecanismo fundamental pelo qual o VHC está relacionado com o CHC não é definitivamente conhecido. Várias linhas de evidência indicam uma forte associação causal entre o HCV e o CHC, como demonstrado pela prevalência elevada de anti-HCV ***(El- Zayadi, et al., 2005)*** e/ou ARN do HCV ***(Liang et al., 1993)*** em doentes com CHC.

O Egito desenvolveu as taxas mais elevadas do mundo de infeção por HCV num curto período de tempo, em grande parte devido a uma campanha maciça de saúde pública. A grande maioria das infecções entre indivíduos com 30 anos ou mais pode ser explicada pela terapia parentérica anti-esquistossomótica (PAT) e outras exposições iatrogénicas ***(Strickland GT, 2006)***. A campanha contra a esquistossomose estendeu-se dos anos 1950 aos anos 1980, com o pico de transmissão a ocorrer provavelmente durante os anos 1960 e 1970. Em 1982, foi introduzido o Praziquantel, um tratamento oral para a esquistossomose, e a utilização de PAT diminuiu ***(Frank C, et al., 2000 & Strickland GT, 2006)***. Com as infecções iatrogénicas quase eliminadas, a transmissão pessoa a pessoa é atualmente a via dominante. Taxas mais elevadas de infeção pelo VHC devem manifestar-se como taxas mais elevadas de CHC.

O VHC parece estar associado ao CHC em regiões com uma prevalência relativamente baixa de infeção pelo VHB (por exemplo, os Estados Unidos e o Japão); na China e em África, o VHC está associado a menos de 5% dos casos de CHC ***(Kensler et al., 2003)***.

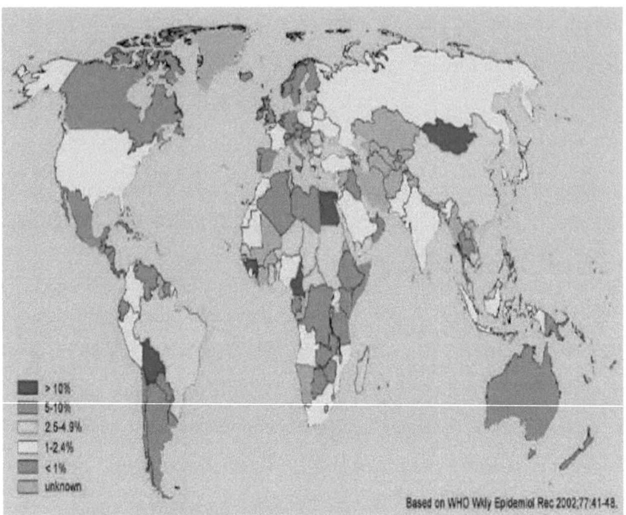

Figura (13): Prevalência do VHC a nível mundial ***(Bartlett et al., 2005)***

HCV, CHC e gravidade da doença hepática:

Os indivíduos infectados pelo VHC que não sofrem de cirrose têm um risco muito menor de desenvolver CHC do que os doentes cirróticos ***(Bruix e Sherman, 2005)***.

Genótipo e CHC:

Alguns autores sugerem que o genótipo 1b (mais prevalente na Europa e no Japão) está associado a uma maior incidência de CHC do que a infeção com outros genótipos ***(Michielsen et al., 2005)***.

Co-infeção de HBV e HCV:

Os dados sugerem um efeito mais do que aditivo, mas menos do que multiplicativo, da co-infeção com o VHB e o VHC no risco relativo de CHC. Os vírus podem atuar através de vias comuns ou diferentes no processo carcinogénico ***(Michielsen et al., 2005)***.

Co-infeção de HCV e S. mansoni:

Um estudo egípcio demonstrou que a infeção por Schistosoma aumenta o risco de CHC, apenas na presença de VHC, enquanto que a infeção isolada por S. mansoni não aumenta o risco de CHC ***(El-Shennawy, 1991).***

Co-infeção com o VIH:

Os doentes co-infectados com VIH e hepatite B ou C podem ter uma doença hepática mais rapidamente progressiva e, quando atingem a cirrose, correm também um risco acrescido de CHC ***(Bruix e Sherman, 2005)***.

Papel do consumo de álcool:

Um estudo recente demonstrou um sinergismo entre o consumo de álcool e a infeção pelo VHB ou VHC, com um aumento de aproximadamente duas vezes no rácio de probabilidades de cada infeção pelo vírus da hepatite para os consumidores de álcool > 60g/dia ***(Michielsen et al., 2005).***

HCV e hepatocarcinogénese:

A tendência crescente do CHC tem sido associada ao aumento da prevalência da infeção pelo vírus da hepatite C (VHC) (***El-Serag, 2002)***. No Egito, a prevalência da infeção pelo VHC na população em geral foi estimada em cerca de 14%. O VHC desempenha sobretudo um papel indireto no desenvolvimento do tumor e parece aumentar o risco de CHC ao promover a fibrose e a cirrose. Por outro lado, o VHC pode desempenhar um papel direto na carcinogénese hepática através do envolvimento de produtos genéticos virais na indução da proliferação de células hepáticas ***(Fattovich, 1998)***.

Carcinogenicidade indireta do VHC:

Uma possibilidade é que o desenvolvimento de CHC esteja simplesmente relacionado com a doença hepática necroinflamatória. Em geral, 97% dos pacientes com marcadores de VHC e CHC têm cirrose e a maioria dos restantes desenvolve CHC na presença de hepatite crónica ***(Michielsen et al., 2005).***

Carcinogenicidade direta do VHC:

Ao contrário do VHB, o VHC é um vírus ARN que não possui uma enzima transcriptase reversa e não pode integrar-se no genoma do hospedeiro. Assim, a mutagénese insercional pode ser excluída como mecanismo patogénico para o desenvolvimento do CHC associado à infeção crónica pelo VHC ***(Michielsen et al., 2005)***.

Um mecanismo alternativo da hepatocarcinogénese induzida pelo VHC pode ser o facto de o VHC ter uma ação oncogénica direta; a replicação viral pode causar uma expressão inadequada de dois factores de crescimento que podem estar implicados na carcinogénese hepática: o fator de crescimento transformador α e o fator de crescimento semelhante à insulina II ***(Tanaka et al., 1996)***.

A proteína não-estrutural NS3 do VHC tem atividade de protease e de helicase, pelo que o VHC pode induzir instabilidade genómica e favorecer mutações através da sua atividade de helicase ***(Takamizawa et al., 1991)***. A proteína tem também uma atividade semelhante à da proteína quinase A e pode perturbar a homeostase celular ***(Borowski et al., 1997)***.

A proteína E2 do envelope do VHC e a proteína não estrutural NS5A inibem a proteína quinase dependente do ARN, mediador-chave do efeito antiviral, anti-proliferativo e anti-oncogénico do interferão ***(Taylor et al., 1999)***.

Após mutação, a proteína do núcleo do VHC pode inibir genes supressores de tumores, como o p53, como foi demonstrado na carcinogénese hepática ***(Ray et al., 1998)***.

Foi demonstrado que a proteína do núcleo do VHC induz o fator nuclear KB (NF-KB), suprimindo assim a apoptose induzida pelo TNF-α. Esta anti-apoptose pode ser um mecanismo pelo qual o VHC conduz à persistência viral e, possivelmente, à hepatocarcinogénese ***(Michielsen et al., 2005).***

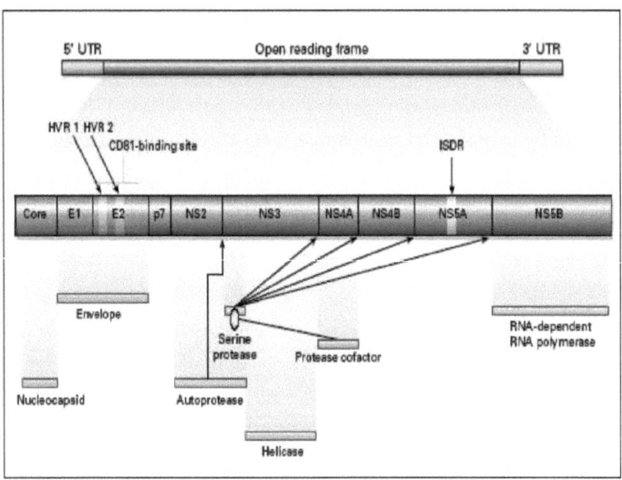

Figura (14): Genoma do VHC e poliproteína expressa

D- Aflatoxina e CHC

As aflatoxinas são micotoxinas naturais que se encontram em diferentes alimentos e rações em estado endémico ***(Abdelhamid e Saleh, 1996)*** e demonstraram ser cancerígenas em muitos modelos experimentais ***(Kumar et al., 2008)***.

Aflatoxina B1, derivada de Aspergillus flavous e Asprgillus parasiticus, e estudos epidemiológicos mostraram uma forte correlação positiva entre a ingestão alimentar de aflatoxina B1 e a incidência de carcinoma hepatocelular.

Este fungo cresce facilmente em alimentos como o milho e os amendoins armazenados em condições quentes e húmidas. Experiências com animais demonstraram que o AFB1 é um poderoso hepatocarcinogéneo, o que levou a Agência Internacional de Investigação do Cancro (IARC) a classificá-lo como cancerígeno ***(IARC Monographs, 1987).***

A exposição à aflatoxina é um fator de risco adicional para o desenvolvimento de CHC, através da danificação do ADN nas células hepáticas e da mutação do gene supressor de tumores p53 ***(Szab et al., 2004)***. Um estudo anterior mostrou que a aflatoxina B1 tem um papel considerável no desenvolvimento do CHC entre os egípcios ***(El-Zayadi, et al., 2005)***.

Uma vez ingerida, a AFB1 é metabolizada a um intermediário ativo que pode ligar-se ao ADN e causar danos, incluindo a produção de uma mutação caraterística no gene supressor de tumores p53 ***(Garner RC,*** *et al., 1972)*. Esta mutação foi observada em 30-60% dos tumores HCC em zonas endémicas de aflatoxinas ***(Turner PC, et al., 2002)***.

A AFB1 é metabolizada em exo-8,9-epóxido pelo citocromo P450, e o metabolito reage com o resíduo de guanina para formar os aductos de aflatoxina-N7-guanina (AFB1-N7-guanina), resultando numa transversão de guanina citosina (GC) para tiamina adenina (TA). Estudos clínicos demonstraram que o AFB1 tem como alvo seletivo a terceira posição de base do códão 249 do gene p53 humano, um ponto de acesso mutacional conhecido no carcinoma hepatocelular humano (CHC) ***(Ozturk, 1991)***. Foi comunicada uma associação significativa entre a exposição às aflatoxinas e o CHC em zonas hiperendémicas ***(Qian et al., 1994)***. Em vários estudos epidemiológicos, foi referida uma interação sinérgica entre a exposição à AFB1 e a infeção viral pela hepatite B (VHB) no risco de CHC ***(Sun et al., 1999)***.

A aflatoxina B1 e o VHB podem interagir na patogénese da hepatocarcinogénese sugerida pela correlação entre uma exposição alimentar intensa a esta micotoxina e uma mutação inactivadora da terceira base do códão 249 do gene supressor de tumores p53 ***(Kew, 2002)***.

A exposição à aflatoxina pode estar associada a doença hepática avançada em doentes com hepatite C crónica (HCV). Os níveis de AFB1-albumina/albumina foram significativamente relacionados com as pontuações ultrassonográficas do parênquima hepático em indivíduos positivos para o anti-HCV ***(Chen et al., 2007)***.

Definição:

O p53 é um gene supressor de tumores ***(Sherlock e Dooley, 2002)***, localizado no braço curto do cromossoma 17 (17p13.1) ***(Cetin-Atalay e Ozturk, 2000)***.

nomes do gene p53:

- Proteína tumoral p53; Tp53 ***(Strachan e Read, 1999)***.
- Antigénio tumoral celular p53.
- Supressor de tumores p53.
- Fosfoproteína p53.
- Antigénio NY-Co-13.

(Bell et al., 2002)

Natureza:

O supressor de tumores p53 é uma fosfoproteína dificilmente detetável no núcleo das células normais ***(Soussi, 2000)***.

Estrutura:

A proteína p53 é uma fosfoproteína composta por 393 aminoácidos ***(Bell et al., 2002)***, com cerca de 53 quilodalton (53Kda) ***(Cetin-Atalay e Ozturk, 2000)***.

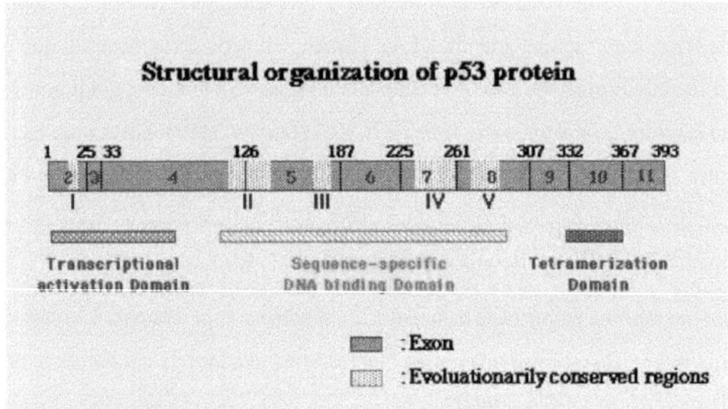

Figura (15): Estrutura do gene p53

É composto por quatro unidades ou domínios:

- Um domínio que ativa factores de transcrição.
- Um domínio que reconhece sequências de ADN específicas (domínio principal)
- Um domínio que é responsável pela tetramerização da proteína.
- Um domínio que reconhece ADN danificado, como pares de bases desalinhados ou ADN de cadeia simples.

A p53 de tipo selvagem é uma proteína lábil, composta por regiões dobradas e não estruturadas que funcionam de forma sinérgica ***(Bell et al., 2002)***.

Função:

A p53 foi descrita como "a guardiã do genoma", referindo-se ao seu papel na conservação da estabilidade através da prevenção da mutação do genoma ***(Strachan e Read, 1999)***. A p53 possui muitos mecanismos anticancerígenos:

- Pode ativar as proteínas de reparação do ADN quando reconhece o ADN danificado.
- Pode também manter o ciclo celular no ponto de regulação G1/s no reconhecimento de danos no ADN.
- Pode iniciar a apoptose, a morte celular programada, se os danos no ADN se revelarem irreparáveis.
- O p53 é fundamental para muitos dos mecanismos anti-cancro da célula. Pode induzir a paragem

do crescimento, a apoptose e a senescência celular. Nas células normais, a p53 está normalmente inativa, ligada à proteína MDM-2, que impede a sua ação e promove a sua degradação.

O p53 ativo é induzido após os efeitos de vários agentes causadores de cancro, como a radiação ultravioleta (UV), os oncogenes e alguns medicamentos que danificam o ADN.

Os oncogenes também estimulam a ativação do p53. Alguns oncogenes podem também estimular a transcrição de proteínas que se ligam ao MDM2 e inibem a sua atividade.

Uma vez ativado, o p53 possui muitos mecanismos anticancerígenos, sendo o mais bem documentado a sua capacidade de se ligar a regiões do ADN e ativar a transcrição de genes importantes para a inibição do ciclo celular, a apoptose, a estabilidade genética e a inibição da angiogénese ***(Vogelstein et al., 2000)***.

Investigações recentes estabeleceram também uma ligação entre as vias supressoras de tumores p53 e pRB, levantando a possibilidade de as vias se poderem regular mutuamente ***(Bates et al., 1998)***.

Papel na doença:

Se o gene p53 estiver danificado, a supressão de tumores é severamente reduzida. As pessoas que herdam apenas uma cópia funcional do p53 têm maior probabilidade de desenvolver tumores no início da idade adulta. O p53 também pode ser danificado nas células por agentes mutagénicos (químicos, radiações ou vírus), aumentando a probabilidade de a célula iniciar uma divisão descontrolada. Mais de 50 por cento dos tumores humanos contêm uma mutação ou deleção do gene p53.

Na saúde, o p53 é continuamente produzido e degradado na célula. A degradação do p53 está, como já foi referido, associada à ligação do MDM-2. Num ciclo de feedback negativo, o MDM-2 é ele próprio induzido pelo p53. No entanto, as p53 mutantes não induzem frequentemente a MDM-2, podendo assim acumular-se em concentrações muito elevadas. Pior ainda, a própria proteína p53 mutante pode inibir a p53 normal ***(Blagosklonny, 2002)***.

p53 e carcinoma hepatocelular:

No CHC, verificou-se que a função do p53 é perturbada através de vários mecanismos.

Na exposição às aflatoxinas:

As aflatoxinas intercalam-se no ADN para formar adutos mutagénicos com a guanosina do gene p53.

Na infeção pelo VHB:

Foi demonstrado que a proteína HB x complexifica a proteína p53 e inibe a sua função ***(Truant et al., 1995)***.

Na infeção pelo VHC:

O p53 é desregulado, enfraquecendo assim as funções supressoras de tumores ***(Sherlock e Dooley, 2002)***.

E- Outros factores de risco menores

Diabetes e CHC:

A diabetes está associada a um aumento de 2-3 vezes do risco de CHC, independentemente da presença de outros factores de risco importantes de CHC ***(Davila et al., 2005)***. A diabetes, como parte da síndrome de resistência à insulina, tem sido apontada como fator de risco para a NAFLD, incluindo a sua forma mais grave, a NASH. A EHNA foi identificada como causa tanto da cirrose criptogénica como do CHC ***(Bartlett et al., 2005)***.

Obesidade:

O efeito da obesidade no risco de CHC foi examinado em vários estudos de coorte. Num grande estudo de coorte prospetivo com mais de

mais de 900 000 indivíduos de todos os Estados Unidos acompanhados durante um período de 16 anos, as taxas de mortalidade por cancro do fígado eram cinco vezes superiores nos homens com o maior IMC de base (35-40) em comparação com os que tinham um IMC normal ***(Calle EE, et al., 2003)***.

Álcool:

O consumo excessivo de álcool, definido como a ingestão de >50-70g/dia durante períodos prolongados, é um fator de risco bem estabelecido para o CHC. Embora o consumo excessivo esteja fortemente associado ao desenvolvimento de cirrose, existem poucas provas de um efeito carcinogénico direto do álcool. Existem também provas de um efeito sinérgico da ingestão excessiva de álcool com o VHC ou o VHB, sendo que estes factores funcionam presumivelmente em conjunto para aumentar o risco de CHC, promovendo mais ativamente a cirrose ***(White DL, et al., 2009)***.

Esteróides contraceptivos orais:

A ocorrência de CHC foi demonstrada em países onde a incidência do tumor é baixa, os doentes são geralmente relativamente jovens e o aumento do risco persiste durante mais de 10 anos após a descontinuação dos agentes ***(Kew, 2002)***, aumentando a proliferação celular ***(Kensler et al., 2003)***.

Esteróides anabolizantes androgénicos:

Aumentar a proliferação celular ***(Kensler et al., 2003)***.

Ferro em excesso de carga:

Pensava-se que a transformação maligna ocorria apenas na presença de cirrose, mas nos últimos anos esta complicação foi notificada em alguns doentes sem cirrose. Esta observação sugere que o excesso de ferro livre nos tecidos pode ser cancerígeno, talvez através da geração de espécies reactivas de oxigénio mutagénicas ***(Kew, 2002)***.

Doença de Wilson:

A transformação maligna tem sido atribuída à cirrose, mas também pode resultar do stress oxidante secundário à acumulação de cobre no fígado ***(Kew, 2002)***.

Outros distúrbios metabólicos:

O CHC pode desenvolver-se em doentes com outras doenças metabólicas hereditárias complicadas por cirrose, como a deficiência de α-1 antitripsina e a tirosinemia hereditária de tipo 1, enquanto que em doentes com outras doenças, por exemplo a doença de armazenamento de glicogénio de tipo 1, os tumores se desenvolvem na ausência de cirrose ***(Kew, 2002)***.

Fumar:

Os grandes fumadores apresentam um risco cerca de 50% superior ao dos não fumadores. O sistema do citocromo P450, responsável pela ativação metabólica de vários agentes químicos cancerígenos, é altamente induzido pelo tabaco ***(Kew, 2002)***. Provoca danos no ADN e proliferação celular ***(Kensler et al., 2003)***.

Além disso, os fumadores pesados acumulam ferro em excesso nos hepatócitos, o que induz a fibrose e favorece o desenvolvimento de CHC, sendo o tabagismo considerado um co-fator com o VHB e o VHC para a hepatocarcinogénese ***(El-Zayadi, 2006)***.

Obstrução membranosa da C.V.I:

O CHC desenvolve-se em cerca de 40% dos doentes com obstrução membranosa da veia cava inferior. Ciclos contínuos de necrose dos hepatócitos seguidos de regeneração resultantes da congestão venosa hepática grave e incessante tornam as células susceptíveis a mutagénios ambientais e a mutações espontâneas ***(Kew, 2002)***.

Aberrações moleculares e genéticas

Quase todas as vias cancerígenas são alteradas em algum grau no CHC. As alterações na expressão dos factores de crescimento dos hepatócitos, as mutações somáticas, a sobreexpressão das proteases e das metaloproteinases da matriz e a expressão dos oncogenes são observadas na inflamação hepática e na hepatite crónica e, em geral, tornam-se mais extensas à medida que a lesão hepática progride através da fibrose, da cirrose e dos focos e nódulos displásicos até ao CHC evidente ***(Thomas e Zhu, 2005).***

Tabela (9): Resumo das principais aberrações moleculares e genéticas no CHC:

Evento molecular	Comentário
Factores de crescimento e receptores **EGFR**	Excesso de expressão comum na hepatite crónica, fibrose, cirrose e CHC; Ligandos EGFR conhecidos (EGF, HGF, TGF- B, IGF) mitrogénicos para os hepatócitos e implicados na hepatocarcinogénese; DN, lesões de CHC.

ErbB2	Expressão variável (11%-80%) no CHC.
VEGF **Vias de sinalização intracelular** **Controlo do ciclo celular** **Oncongénios** **Genes supressores de tumores** **Apoptose**	Tumores altamente vasculares do CHC; Excesso de expressão do VEGF em linhas celulares, DN e tumores do CHC; Pode estar relacionado com a invasão tumoral e metástases. Via de sinalização MAPK/MEK activada no modelo in vivo de CHC As provas do papel da PKC no CHC são contraditórias Sobre-expressão da ciclina D1 baixa a moderada no CHC; sobre-expressão da ciclina E na maioria dos CHC e associada a tumores de grandes dimensões; fraca diferenciação e invasão; pode estar relacionada com mutações do p53. Anomalias na via P16/Ciclina D1/Prb comuns em amostras de CHC Dos reguladores positivos do ciclo celular, a ciclina D1, a ciclina A e a B estão significativamente ligados ao carácter biológico do CHC Não existe um único oncogene que seja preferencialmente necessário para o desenvolvimento do CHC humano; observam-se mutações activadoras nos genes Ras, Myc, Met e CFos; sobreexpressão de Ras no modelo animal de CHC, menos no CHC esporádico. Uma variedade de aberrações do p53 é comum no CHC (3%-60%); o CHC relacionado com a aflatoxina B consiste geralmente em codificar os oncogenes Expressão alterada de P 12, P21, P27 comum Anomalias do gene Rb observadas em 25% do CHC Complexo FAS-Fas-L Componente principal da sinalização apoptótica no fígado normal; fortemente aumentado no fígado crónico
ECM	Hepatite, Cirrose; Fas fortemente desregulado no CHC. Genes para a MEC e o citoesqueleto aumentados no início do processo pré-neoplásico; Integrinas, MMP-14 importantes.
Abreviaturas: CHC, carcinoma hepatocelular; EGFR, recetor do fator de crescimento epidérmico; VEGF, fator de crescimento endotelial vascular; EGF, fator de crescimento epidérmico; HGF, fator de crescimento dos hepatócitos; TGF-β, fator de crescimento transformador beta; fator de crescimento semelhante à insulina; DN, nódulo displásico; MAPK, proteína quinase activada por mitogénio; MEK, recetor quinase extracelular MAPK; PKC, proteína quinase C; FAS, fascilina; Fas-L, ligando Fas; ECM, matriz extracelular; MMP-4, metaloproteinase de matriz -14.	

(Thomas e Zhu, 2005)

Agradecimentos

Gostaria de expressar a minha profunda dívida, gratidão e sincero apreço ao *PROF. MOHAMED SHARAF EL-DIN*, Professor de Medicina Tropical e Doenças Infecciosas, Faculdade de Medicina, Universidade de Tanta, pela sua valiosa ajuda, conselhos amáveis e supervisão atenta durante todas as etapas deste trabalho. Não se poupou a tempo nem a esforços, fornecendo-me orientações construtivas.

Dr. RAAFAT ABD EL-KADER, Professor de Medicina Tropical e Doenças Infecciosas, Faculdade de Medicina, Universidade de Tanta, que generosamente me ajudou e orientou. Muito obrigado pelo seu encorajamento, supervisão, cooperação e sugestões úteis. Acompanhou os procedimentos do trabalho com apoio indispensável, devoção, dedicação e inovação.

Por último, gostaria de expressar os meus agradecimentos à Universidade de Tanta, o meu instituto, que me apoiou na realização deste trabalho, e a todos os membros do pessoal do Departamento de Medicina Tropical e Doenças Infecciosas da Faculdade de Medicina da Universidade de Tanta pelo seu incentivo, ajuda e apoio ao longo de todo este trabalho.

Referências

Abdel-Gafar Y, Sleem H; Tawfik M. et al. Injeção percutânea de etanol em CHC de grandes dimensões e múltiplos: dois anos de seguimento em 165 pacientes. Med. J. Cairo University 2002; 70(4), suppl. II, dezembro.

El-Zayadi A, Badran HM, Barakat EM, et al. Carcinoma hepatocelular no Egito: Um estudo num único centro ao longo de uma década. World J Gastroenterol. 2005; 11(33):5193-5198

Adams DH, Hubscher SG, Shaw J. Increased expression of intercellular adhesion molecule (1) on bile ducts in primary biliary cirrhosis and primary sclerosing cholangitis. Hepatology 1991; 14:426.

Aguayo A, Patt YZ. A comparison of percutaneous cryosurgery and percutaneous radiofrequency ablation of unresectable hepatic malignancies. Arch Surg 2002; 137:1332-1339.

Akriviadis E, Liovet J, Efremidis S, et al. Hepatocellular carcinoma.Br J Surg. 1998; 85:1319

Alison MR, Poulsom R, e Jeffery R et al. Hepatocytes from non-hepatic adult stem cells (Hepatócitos de células estaminais adultas não hepáticas). Nature 2000; 406:257.

Alpert ME, Uriel J, de Nechaud B. Alpha-1 fetoglobulin in the diagnosis of human hepatoma (Alfa-1 fetoglobulina no diagnóstico do hepatoma humano). N Engl J Med. 1968; 278:9846.

Arafa N, El Hoseiny M, Rekacewicz C et al. Changing pattern of hepatitis C virus spread in rural areas of Egypt. J Hepatol. 2005; 43: 418-24.

Bartlett, D.L.; Carr, B.I. e Marsh, J.W. Cancro do fígado. In: Cancro: princípios e prática da oncologia. Devita, V.T.; Hellman, J.S. e Rosenberg, S. (eds), 2005. 7th edition, Lippincott Williams and Wilkins, Philadelphia, Baltimore, New York, London, Buenos Aires, Hong Kong, Sydney, Tokyo, p: 986-1008.

Beneduce L, Castaldi F, Marino M, et al. Squamous cell carcinoma antigen-immunoglobulin M complexes as novel biomarkers for hepatocellular carcinoma. Cancro 2005; 103(12):2558-2565.

Bioulac-Sage P, Lafon ME, Saric J et al. Nervos e células perisinusoidais no fígado humano. J Hepatol. 1990; 10:105.

Braet F, De Zanger R, Baekeland M et al. Structure and dynamics of the fenestrae-associated cytoskeleton of rat liver sinusoidal endothelial cells. Hepatology 1995; 21: 180.

Bruix J & Sherman M. Practice guidelines committee, American Association for the Study of Liver Diseases. Gestão do carcinoma hepatocelular. Hepatologia 2005; 42 (5):1208- 1236.

Bruix J & Sherman M. Management of hepatocellular carcinoma. An update.American Assocciation for the Study of Liver Diseases (AASLD) guidelines & published online at www.aasld.org. Atualizado em julho de 2010.

Bruix, J.; Sherman, M.; Liovet, J.M. et al. Clinical management of hepatocellular carcinoma: conclusions of the Barcelona-2000 EASL conference. J. Hepatol. 2001; 35: 421-430.

Calle EE, Rodriguez C, Walker-Thurmond K, et al. Overweight, obesity, and mortality from cancer in a prospectively studied cohort of U.S. adults. N Engl J Med. 2003; 348(17):1625- 1638.

Capussotti L, Muratore A, Amisano M, et al. Ressecção hepática para carcinoma hepatocelular em cirrose: Analysis of mortality, morbidity and survival-A European single center experience. Eur J Surg Oncol. 2005; 31:986-993.

Cha CH, Saif MW, Yamane BH, et al. Carcinoma hepatocelular: gestão atual. Curr Probl Surg. 2010; 47(1):10-67.

Chang MH, Chen CJ, Lai MS et al. Vacinação universal contra a hepatite B em Taiwan e incidência de carcinoma hepatocelular em crianças. Grupo de Estudo do Hepatoma Infantil de Taiwan. N Engl J Med. 1997; 336(26):1855-1859.

Chitturi S & George J. Interação entre ferro, resistência à insulina e esteato-hepatite não alcoólica. Curr Gastroenterol Rep. 2003; 5(1):18-25.

Choi BI. Diagnóstico por TC do cancro do fígado. In: Liver Cancer. Okuda, K. and Tabor, E. (eds), 1st edition, Churchill Livingstone, New York, Edinburgh, London, Melbourne, Sanfranciso, Tokyo, 1997, p: 371-391.

Christiansen M, Hogdall CK, Andersen JR et al. Alpha-fetoprotein in plasma and serum of healthy adults: preanalytical, analytical and biological sources of variation and construction of age dependent reference intervals. Scand. J. Clin. Lab. Invest. 2001; 61: 205-215.

Cillo U, Bassanello M, Vitale A, et al. A questão crítica da classificação do prognóstico do carcinoma hepatocelular: qual é a melhor ferramenta disponível? J Hepatol. 2004; 40(1):124-131

Cillo U, Vitale A, Grigoletto F, et al. Validação prospetiva do sistema de estadiamento do cancro do fígado da Clínica de Barcelona. J Hepatol. 2006; 44(4):723-731.

Cottone M, Turri L, Caltagirone M, et al. Rastreio do carcinoma hepatocelular em doentes com Cirrose Infantil: Um estudo prospetivo de 8 anos por ultrassom e alfa-fetoproteína. J Hepatol. 1994; 21:1029.

Craig JR. Tumores do fígado. In: Hepatology: a textbook of liver disease. Zakim, D. and Boyer, T.D. (eds), fourth edition, Saundsers, Philadelphia, London, New York, St. Louis, Sydney, Toronto, 2003; p: 1355-1370.

Cucchetti A, Ercolani G, Vivarelli M, et al. Impacto da pontuação do modelo para doença hepática terminal (MELD) no prognóstico após hepatectomia por carcinoma hepatocelular em cirrose. Liver Transpl. 2006; 12:966-971.

Di Bisceglie, A.M. Tumores hepáticos. In: Lawrence Handbook of liver disease. Friedman, L.S. and

Keeffe, E.B. (eds), 2nd edition, Churchill Livingstone, Philadelphia, Edinburgh, London, New York, Oxford, St Louis, Sydney, Toronto, 2004, p: 339-348.

El-Gafaary MM, Rekacewicz C, Abdel-Rahman AG, et al. Vigilância da hepatite C aguda no Cairo, Egito. J Med Virol. 2005; 76: 520-5.

El-Serag HB. Carcinoma hepatocelular: uma visão epidemiológica. J Clin Gastroenterol. 2002 ; 35 (Suppl 2): S72-78.

El-Serag HB, White DL, Firozi A. Epidemiology of hepatocellular carcinoma (Epidemiologia do carcinoma hepatocelular). IN: Carr B. Hepatocellular carcinoma, Diagnosis & treatment, 2nd ed., Humana Press, NY, USA, 2009; Ch.1, P. 125.

El-Serag, H.B. Epidemiology of Hepatocellular carcinoma (Epidemiologia do carcinoma hepatocelular). Clin. Liver Dis. 2001; 5: 87-107.

El-Zayadi A, Abaza H,Shawky S et al. Prevalência e caraterísticas epidemiológicas do carcinoma hepatocelular no Egito; uma experiência num único centro. Hepatol. Research. 2001; 19: 170179.

El-Zayadi AR, Selim O, Hamdy H, et al. O consumo excessivo de cigarros induz policitemia hipóxica (eritrocitose) e hiperuricemia em doentes com hepatite C crónica, com reversão dos sintomas clínicos e dos parâmetros laboratoriais com flebotomia terapêutica. Am J Gastroenterol. 2002; 97: 1264-1265.

Erickson SK. Doença hepática gorda não alcoólica (NAFLD). J Lipid Res. 2008; Dez12.

Grupo Europeu de Marcadores Tumorais (EGTM). Recomendações de consenso. Anticancer Res. 1999; 19: 2785-2820.

Evans AA, Chen G, Ross EA, et al. Oito anos de acompanhamento da coorte de 90.000 pessoas da cidade de Haimen: I. Mortalidade por carcinoma hepatocelular, factores de risco e diferenças de género. Cancer Epidemiol Biomarkers Prev. 2002; 11(4):369-376.

Falck-Ytter Y, Younossi ZM, Marchesini G, et al. Caraterísticas clínicas e história natural das síndromes de esteatose não alcoólica. Semin Liver Dis. 2001; 21(1):17-26.

Fallon M. Hepatic tumours. In: Cecil Textbook of Medicine. Goldman, L. e Ausiello, D. (eds), 22ª edição, Saunders, Filadélfia, Pensilvânia, EUA, 2004, p: 1222-1226.

Fattovich G. Progressão da hepatite B e C para carcinoma hepatocelular nos países ocidentais. Hepatogastroenterology 1998; 45 (Suppl 3): 1206-1213

Fausto N. Regeneração do fígado. J. Hepatol. 2000; 32(suppl. 1):19.

Feitelson M. Hepatitis B virus infection and primary hepatocellular carcinoma (Infeção pelo vírus da hepatite B e carcinoma hepatocelular primário). Clin Microbiol Rev. 1992; 5: 275-301

Feldmann G. O citoesqueleto do hepatócito. Estrutura e função. J. Hepatol. 1989; 8:380.

Forman D, Doll R, Peto R. Trends in mortality from carcinoma of the liver and the use of oral contraceptives. Br J Cancer. 1983; 48(3):349-54.

França AV, Junior JE, Lima BL, et al. Diagnóstico, estadiamento e tratamento do carcinoma hepatocelular. Braz. J. Med. Biol. Res. 2004; 37(11): 1689-1705.

Franceschi S, Montella M, Polesel J, et al. Hepatitis Viruses, Alcohol, and Tobacco in the Etiology of Hepatocellular Carcinoma in Italy (Vírus da hepatite, álcool e tabaco na etiologia do carcinoma hepatocelular em Itália). Cancer Epidemiol Biomarkers Prev. 2006; 15(4).

Frank C, Mohamed MK, Strickland GT et al. The role of parenteral antischistosomal therapy in the spread of hepatitis C virus in Egypt. Lancet 2000; 355: 887-91.

Gad A, Tanaka E, Matsumoto A, et al. A etnia afecta a validade diagnóstica da alfa-fetoproteína no carcinoma hepatocelular. Asia-Pacific Journal of Clinical Oncology 2005; 1: 64-70.

Gamblin TC, Finkelstein SD, Marsh JW. transplante de fígado para carcinoma hepatocelular, IN: Carr B. Hepatocellular carcinoma, Diagnosis & treatment, 2nd ed., Humana Press, NY, USA,; Ch.XVIII, 2009, P.467-490.

Garner RC, Miller EC, Miller JA. Liver microsomal metabolism of aflatoxin B1to are active derivative toxic to Salmonella typhimurium TA1530.Cancer Res. 1972; 32 (10):2058-2066.

Garrean S, Hering J, Saied A, et al. Radiofrequency ablation of primary and metastatic liver tumors: a critical review of the literature. Am J Surg. 2008; 195:508-20.

Georgiades CS, Liapi E, Frangakis C, et al. Exatidão do prognóstico de 12 sistemas de estadiamento hepático em doentes com carcinoma hepatocelular irressecável tratados com quimioembolização transarterial. J Vasc Interv Radiol. 2006; 17 (10):1619-1624.

Giannelli G, Fransvea E, Trerotoli P, et al. Validação clínica de biomarcadores serológicos combinados para um melhor diagnóstico do carcinoma hepatocelular em 961 doentes. Clin Chim Ata. 2007; 383(1-2):147-152.

Grieco A, Pompili M, Caminiti G, et al. Factores de prognóstico para a sobrevivência em doentes com carcinoma hepatocelular inicial-intermédio submetidos a terapêutica não cirúrgica: comparação dos sistemas de estadiamento Okuda, CLIP e BCLC num único centro italiano.Gut 2005; 54 (3):411-418.

Guglielmi A, Ruzzenente A, Pachera S, et al. Comparação de sete sistemas de estadiamento em doentes cirróticos com carcinoma hepatocelular numa coorte de doentes que foram submetidos a ablação por radiofrequência com resposta completa. Am J Gastroenterol. 2008; 103(3):597-604.

Guido M, Roskams T, Pontisso P, et al. Antigénio do carcinoma de células escamosas na carcinogénese do fígado humano. J Clin Pathol. 2008; 61:445-447.

Hablas A, Lehman EM, Soliman AS, et al. Padrões de incidência do carcinoma hepatocelular no Egito a partir de um registo de cancro de base populacional. Hepatology research 2007; 38:465-473.

Hampel H, El-Serag HB, & Javadi F. The association between diabetes and hepatocellular carcinomata systematic review of epidemiologic evidence. Clin Gastroenterol Hepatol. 2006; 4(3):369-380.

Hautekeete ML, Geert A, Seynaeve C, et al. Contribuições da microscopia eletrónica de luz e de transmissão para o estudo da célula armazenadora de gordura humana. Eur. J. Morphol. 1993; 31:72-76.

Henderson J, Sherman M, Tavill A, et al. Conferência de consenso da AHPBA/AJCC sobre o estadiamento do carcinoma hepatocelular: declaração de consenso. HPB (Oxford); 2003; 5(4):243-250.

Hertl M e Cosimi AB. Transplante hepático para doenças malignas. The Oncologist 2005; 10: 269-281.

Monografias da IARC. Avaliação global da carcinogenicidade: An updating of IARC monographs volumes1-42.Suppl.7.Lyon: IARC Press; 1987, 83-87.

Ikeda K, Arase Y, Saitoh S, et al. O interferão beta previne a recorrência do carcinoma hepatocelular após ressecção completa ou ablação do tumor primário - um estudo prospetivo aleatório do cancro do fígado relacionado com o vírus da hepatite C. Hepatology 2000; 32:228-232.

Johnson PJ, Poon TC, Hjelm NM, et al. Estruturas de isoformas de alfa-fetoproteína sérica específicas de doenças. Br J Cancer 2000; 83:1330-1337.

Johnson PJ. Tumores malignos do fígado. In: Comprehensive Clinical Hepatology (O'Grady JG, Lake JR, Howdle RD, eds.) , Harcourt, Londres, 2000, pp. 25.1-25.18.

Johnson PJ. Tumour markers in primary malignancies of the liver (Marcadores tumorais em neoplasias primárias do fígado). In: Diamandis, E.P.; Fritsch, H.A.; Lilja, H. et al. (eds). Tumour markers physiology, pathobiology, technology and clinical applications. Washington: AACC press; capítulo 22, 2002, p: 269-279.

Johnson PJ, Williams R. Estimativas da alfa-fetoproteína sérica e tempo de duplicação no carcinoma hepatocelular: influência da terapia e possível valor na deteção precoce. J. Natl. Cancer Inst. 1980; 64: 1329-1332.

Jungermann K e Kietzmann T. Oxygen: modulator of metabolic zonation and disease of the liver. Hepatologia 2000; 31:255.

Kanno N, LeSage G, Glasser S et al. Functional heterogeneity of the intrahepatic biliary epithelium (Heterogeneidade funcional do epitélio biliar intra-hepático). Hepatology 2000; 31:555.

Keeley AF, Iseri OA, Gottlieb LS. Ultra-estrutura das inclusões citoplasmáticas hialinas num hepatoma humano: relação com a hialina alcoólica de Mallory. Gastroenterologia 1972; 6: 280.

Kew M. Tumores e quistos hepáticos. In: Feldman M, Sleisenger M, Scharschmidt B et al. Sleisenger's and Fordtran's Gastrointestinal and liver disease, Philadelphia W,B Saunders, 1998, P1364-1387.

Kew MC. Tumores e cistos hepáticos. In: Gastrointestinal and Liver Disease (Feldman M, Friedman LS, Sleisenger MF, eds.) WB Saunders, Philadelphia, 2002, pp.1577-602.

Khien VV, Mao HV, Chinh TT, et al. Avaliação clínica da alfa-fetoproteína-L3 reactiva à lectina de lentilhas no carcinoma hepatocelular comprovado histologicamente. Int J Biol Markers 2001; 16:105111.

Kim HC, Yang DM, Jin W, et al. As várias manifestações do carcinoma hepatocelular roto: achados imagiológicos por TC. Abdominal Imaging 2008; 3 de janeiro, versão online.

Knittel T, Kobold D, Saile B et al. Miofibroblastos de fígado de rato e células estreladas hepáticas: diferentes populações de células da linhagem fibroblástica com potencial fibrogénico. Gastroenterology 1999; 117(5): 1244-1246.

Kojiro M, Nakashimo T. Patologia do CHC. Pathol. 1987; 7: 533545.

Kudo M. Ultrassom. In: Liver Cancer. Okuda, K. and Tabor, E. (eds), 1st edition, Churchill Livingstone, New York, Edinburgh, London, Melbourne, Sanfranciso, Tokyo, 1997, p: 331-346.

Kumar V, Fausto N, Abbas A. (editores). Robbins & Cotran pathologic basis of disease, 7ª edição, Saunders, 2003, p: 914-7.

Lam CM, Fan ST, Lo CM, et al. Hepatectomia major para carcinoma hepatocelular em doentes com um clearancetest verde de indocianina insatisfatório.Br J Surg. 1999; 86:10121017.

Lau WY, Lai EC. O papel atual da ablação por radiofrequência no tratamento do carcinoma hepatocelular: uma revisão sistémica. Annals of surgery; 249(1):20-25.

Lee HS, Chung YH, Kim CY. Especificidade da alfa-fetoproteína sérica em pacientes HBsAG + e HBxAg- no diagnóstico de carcinoma hepatocelular. Hepatology 1991; 14: 68-72.

Leung, T.W.; Patt, Y.Z.; Lau, W.Y. et al. A remissão patológica completa é possível com a quimioterapia sistémica combinada para o carcinoma hepatocelular inoperável. Clin. Cancer Res. 1999; 5: 1676-1681.

Liang TJ, Rustgi V, Galun E, et al. Patogénese viral do carcinoma hepatocelular nos Estados Unidos. Hepatologia 1993; 18: 1326-1333.

Ling CQ, Li B, Zhang C, et al. Efeito inibitório do adenovírus recombinante que transporta o gene da melitina no carcinoma hepatocelular. Anais de oncologia 2005; 16: 109-115.

Llovet JM, Burroughs A e Bruix J. Hepatocellular carcinoma. Lancet 2003; 362:1907-17.

Llovet JM, Ricci S, Mazzaferro V, et al. Sorafenib in advanced hepatocellular carcinoma. N Engl J Med. 2008; 359:378-390

Lo CM, Liu CL, Chan SC, et al. Um ensaio aleatório e controlado de terapia adjuvante pós-operatória com interferão após a ressecção de carcinoma hepatocelular. Ann Surg. 2007; 245:831-842.

Lopez JB. Desenvolvimento recente na primeira deteção do carcinoma hepatocelular. Clin. Biochem. Rev. 2005; 26: 65-79.

Marrero JA, Fontana RJ, Barrat A, et al. Prognóstico do carcinoma hepatocelular: comparação de 7 sistemas de estadiamento numa coorte americana. Hepatology 2005; 41(4):707-716.

Marrero JA, Su GL, Wei W, et al. Des-gamma Carboxyprothrombin Can Differentiate Hepatocellular Carcinoma from Non-Malignant Chronic Liver Disease in American Patients. Hepatology 2003, 37:490.

Marrero JA. Rastreio e biomarcadores para o carcinoma hepatocelular. IN: Carr B. Hepatocellular carcinoma, Diagnosis & treatment, 2nd ed., Humana Press, NY, USA, 2009; Ch.XI, P.327-348.

Masuzaki R, Yoshida H, Kato N, et al. Hepatitis C and hepatocellular carcinoma.IN: Carr B. Hepatocellular carcinoma, Diagnosis & treatment, 2nd ed., Humana Press, NY, USA, 2009; Ch.VIII, P.259-283.

Matsumoto, Y.; Suzuki, T.; Ono, H. et al. Resposta da alfa-fetoproteína à quimioterapia em pacientes com hepatoma. Cancro 1974; 34: 1602-1606.

Mazid El-hamd U. Perfil clínico e laboratorial do carcinoma hepatocelular com e sem trombose da veia porta. Tese de Mestrado 2008, Departamento de Medicina Tropical e Doenças Infecciosas, Hospital Universitário de Tanta.

Mclntire, K.R.; Vogel, C.L.; Primack, A. et al. Effect of surgical and chemotherapeutic treatment on alpha-fetoprotein levels in patients with hepatocellular carcinoma. Cancro 1976; 37: 677683.

Mehta G & Sass DA. Clinical features and a clinician's diagnostic approach to hepatocellular carcinoma. In:Carr B, Hepatocellular carcinoma, diagnosis & treatment ,2nd ed. Humana Press, NY, USA, 2009; Ch:X,p:309-327.

Michielsen PP; Francque SM, Dongan JL. Hepatite viral e carcinoma hepatocelular. Jornal Mundial de Oncologia Cirúrgica 2005; 3: 27.

Mohanty SR, Jensen DM. Tumor markers and molecular biology (Marcadores tumorais e biologia molecular). IN:Al Knawy B, Hepatocellular carcinoma, a practical approach, 1sted., Informa health care, UK Ltd, 2009, Ch:V, P: 62-81.

National Comprehensive Cancer Network (NCCN) (2004): Diretrizes de prática clínica da NCCN em oncologia, Cancros Hepatobiliares V. (http://www.nccn.org/)

Nguyen MH, Garcia RT, Simpson PW, et al. Diferenças raciais na eficácia da alfa-fetoproteína para o diagnóstico de carcinoma hepatocelular na cirrose do vírus da hepatite C. Hepatology 2002; 36:410-7.

Nomura F, Ohnishi K, Tanabe Y. Caraterísticas clínicas e prognóstico do carcinoma hepatocelular com referência aos níveis séricos de alfa-fetoproteína. Cancro 1989; 64: 1700-1707.

Ohata K, Hamasaki K, Toriyama K, et al. High viral load is a risk fator for hepatocellular carcinoma in patients with chronic hepatitis B virus infection. J Gastroenterol Hepatol. 2004; 19: 670-675

Oka H, Saito A, Ito K, et al. Análise prospetiva multicêntrica de carcinoma hepatocelular recentemente diagnosticado no que respeita à percentagem de alfa-fetoproteína reactiva à aglutinina de Lensculinaris. J Gastroenterol Hepatol. 2001; 16:1378-1383.

Omata M, Yoshida H & Shiratori Y. Prevenção do carcinoma hepatocelular e da sua recorrência em doentes com hepatite C crónica através da terapia com interferão. Clin Gastroenterol Hepatol. 2005; 3:S141- 3

Pang R, Poon RT. Da biologia molecular às terapias direcionadas para o carcinoma hepatocelular: o futuro é agora. Oncology 2007; 72 Suppl 1:30-44.

Parkin DM. Estatísticas globais sobre o cancro no ano 2000. Lancet Oncol. 2001; 2 (9):533-543.

Poon RT, Fan ST, Wong J. Factores de risco, prevenção e tratamento da recorrência após a ressecção do carcinoma hepatocelular. Ann Surg. 2000; 232:10-24.

Poon RT, Fan ST, Lo CM, et al. Improving perioperative outcome expands the role of hepatectomy in management of benign and malignant hepatobiliary diseases: analysis of 1222 consecutive patients from a prospective database. Ann Surg. 2004; 240:698-708.

Poon TC, Chiu CH, Lai PB, et al. Correlação e significado prognóstico do beta-galactosídeo alfa-2,6-sialiltrasferase e da alfa-fetoproteína monossilaylada sérica no carcinoma hepatocelular. World J. Gastroenterol. 2005; 11(42): 6701-6706.

Poon TC, Mork TS, Chan AT, et al. Quantificação e utilidade da alfa-fetoproteína monossialilada no diagnóstico do carcinoma hepatocelular com alfa-fetoproteína total sérica não diagnóstica. Clinical Chemistry 2002; 48(7): 1021-1027.

Qin LX, Tang ZY. O significado prognóstico das caraterísticas clínicas e patológicas do carcinoma hepatocelular. World J. Gastroenterol. 2002; 8(2): 193-199.

Ryder SD. Diretrizes para o diagnóstico e tratamento do carcinoma hepatocelular (CHC) em adultos. Gut 2003; 52 (suppl III): 1-8.

Sawabu N, Hattori N. Marcadores tumorais serológicos no carcinoma hepatocelular. In: Okuda, K. e Ishak, K.G. (eds). Neoplasias do fígado. Tokyo: Springer-Verlag, 1987: 227-238.

Sharieff W, Tevaarwerk GJ. O valor diagnóstico do ensaio de alfa-fetoproteína sérica para o carcinoma hepatocelular num centro de cuidados terciários: uma experiência saudita. Pak. J. Med. Sci. 2005; 21(3): 267270.

Shepard CW, Finelli L, Alter MJ. Global epidemiology of hepatitis C virus infection (Epidemiologia global da infeção pelo vírus da hepatite C). Lancet Infect Dis. 2005; 5: 558-67.

Sherlock S, Dooley J. Hepatic tumours. In: Diseases of the liver and biliary system. Churchill Livingstone; 1997, pp. 531-559.

Sherlock S, Dooley J. Diseases of the liver and biliary system. 11th ed., Blackwell S.C., Oxford, London, Eninburgh, Chapter 31, 2002, page, 537-561.

Staley CA. Terapia cirúrgica de tumores hepáticos. In: Hepatologia: A textbook of liver disease. Zakim, D. and Boyer, T.D. (eds), fourth edition, Saunders, Philadelphia, London, New York, St. Louis, Sydney, Toronto, 2003, p: 1371-1381.

Strickland GT. Doença hepática no Egito: a hepatite C ultrapassou a esquistossomose em resultado de factores iatrogénicos e biológicos. Hepatologia 2006; 43: 915-22.

Sun HC, Tang ZY, Wang L, et al. O tratamento pós-operatório com interferão alfa adiou a recorrência e melhorou a sobrevivência global em doentes após ressecção curativa de carcinoma hepatocelular relacionado com o VHB: um ensaio clínico aleatório. J Cancer Res Clin Oncol. 2006; 132:458-465.

Szab E, Paska C, Kaposi Novak P, et al. Similarities and Differences in Hepatitis B and C Virus Induced Hepatocarcinogenesis. Pathol Oncol Res.; 1: 5-11.

Taketa K, Sekiya C, Namiki M, et al. Perfis de reação à lectina da alfa-fetoproteína que caracterizam o carcinoma hepatocelular e condições relacionadas. Gastroenterology 1990; 99:508-518.

Taketa K, Endo Y, Sekiya C, et al. Um estudo colaborativo sobre a elevação da alfa-fetoproteína reactiva à lectina na deteção precoce do carcinoma hepatocelular. Cancer Res.; 53: 5419-5423.

Taketa K, Okada S, Win N, et al. Avaliação de marcadores tumorais para a deteção de carcinoma hepatocelular no hospital geral de Yang on, Myanmar. Ata Med. Okayama 2002; 56(6): 317320.

Taketa K, Sekiya C, Namiki M, et al. Perfis de reação à lectina da alfa-fetoproteína que caracterizam o carcinoma hepatocelular e condições relacionadas. Gastroenterology 1990; 99: 508-518.

Taketa T. Alfa-fetoproteína. J. Med. Tech. 1989; 33: 1380-1384.

Tangkijvanich, P.; Anukulkarnkusol, N.; Suwangool, P. et al. Caraterísticas clínicas e prognóstico do carcinoma hepatocelular: análise baseada nos níveis séricos de alfa-fetoproteína. J. Clin. Gastroenterol. 2000; 31: 302-308.

Investigadores do Programa Italiano de Cancro do Fígado (CLIP). Um novo sistema de prognóstico para o carcinoma hepatocelular: um estudo retrospetivo de 435 pacientes: The Cancer of the Liver Italian Program (CLIP) investigators. Hepatology 1998; 28: 751-5.

The SH, Christein J, Donohue J, et al. Ressecção hepática de carcinoma hepatocelular em pacientes com cirrose: A pontuação do modelo MELD (Model of End-Stage Liver Disease) prevê a mortalidade perioperatória. J Gastrointest Surg. 2005; 9:1207-1215.

Torzilli G, Makuuchi M, Imoue K, et al. Ressecção hepática sem mortalidade para carcinoma hepatocelular em doentes cirróticos e não cirróticos. Existe um caminho? Uma análise prospetiva da nossa abordagem. Arch Surg 1999; 134:984-992.

Trevisani F, Caraceni P, Bernardi M, et al. Tipos patológicos grosseiros de carcinoma hepatocelular em doentes italianos. Relação com factores demográficos, ambientais e clínicos. Cancro 1993; 72: 1557-1563.

Tunc B, Filik L, Filik IT, et al. Metástases cerebrais de carcinoma hepatocelular: relato de um caso e revisão da literatura. World J. Gastroenterol. 2004; 10(11): 1688-1689.

Turner PC, Sylla A, Diallo MS, et al. The role of aflatoxins and hepatitis viruses in the etiopathogenesis of hepatocellular carcinoma: A basis for primary prevention in Guinea-Conakry, West Africa. J Gastroenterol Hepatol. 2002; 17 Suppl: S441- S448.

Ulmer SC. Carcinoma hepatocelular: um guia conciso para o seu estado e gestão. Pós-graduação. Med. 2000; 107(5): 117-24.

Rede Unida para a Partilha de Órgãos. Política de distribuição de órgãos: Atribuição de fígados. Revisto a 20 de junho de 2008. Disponível em: http://www.unos.org.

Urabe TS, Hayashi S, Teradaki M, et al. Uma avaliação do efeito terapêutico do carcinoma hepatocelular através da alteração em série do valor da AFP sérica. Japão. J. Gastoenterol. 1990; 87: 100-108.

Van leeuwen MS, Noordzij J, Fernandez MA et al. Anatomia venosa portal e segmentar do hemilíver direito: observações baseadas em representações tridimensionais de TC em espiral. Am. J. Roentgenol. 1994; 163:1395.

Vauthey JN, Lauwers GY, Esnaola NF, et al. Simplified staging for hepatocellular carcinoma. J Clin Oncol. 2002; 20(6):1527- 1536.

White DL, Firozi A, El-Serag HB. Epidemiologia do carcinoma hepatocelular. IN:Carr B. Hepatocellular carcinoma, Diagnosis & treatment,2nd ed., NY, USA, Humana Press; 2009, Ch.I,P.1-25

www.cpmc.org.

www.owensboro.kctcs. edu.

Yamagami H, Moriyama M, Matsumura H, et al. As concentrações séricas do fator de crescimento dos hepatócitos humanos são um indicador útil para prever a ocorrência de carcinomas hepatocelulares em doenças hepáticas crónicas virais C. Cancro 2002; 95:824-834

Yamagami H, Moriyama M, Tanaka N, et al. Deteção do fator de crescimento dos hepatócitos humanos no soro e intra-hepático em doentes com doenças hepáticas do tipo C. Inter virologia 2001; 44:36-42.

Yamagata Y, Shimizu K, Nakamura K, et al. Determinação simultânea da percentagem de alfa-fetoproteína reactiva à aglutinina de Lens culinaris e da concentração de alfa-fetoproteína utilizando o LiBA Sysclinical autoanalyzer. Clin Chim Ata. 2003; 327:59-67.

Yamashiki N, Seki T, Wakabayashi M, et al. Utilidade da fração de alfa-fetoproteína reactiva à aglutinina de Lensculinaris (AFP-L3) como marcador de metástases distantes do carcinoma hepatocelular. Oncol Rep. 1999; 6:1229-1232.

Yamashita K, Taketa K, Nishi S, et al. Cadeias de açúcar da alfa-fetoproteína do soro do cordão umbilical humano: caraterísticas das cadeias de açúcar ligadas a N das glicoproteínas produzidas no fígado humano e nos carcinomas hepatocelulares. Cancer Res. 1993; 53: 2970-2975.

Yan P, Yan LN. Estadiamento do carcinoma hepatocelular. HBPD Int. 2003; 2(4): 491-495.

Yuen MF, Chen CC, Lauder IJ, et al. A deteção precoce do carcinoma hepatocelular aumenta as hipóteses de tratamento: Hong Kong experience. Hepatology 2000; 31: 330-5.

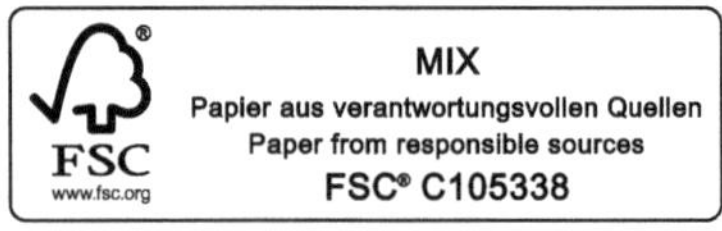

Printed by Books on Demand GmbH, Norderstedt / Germany